CLINIQUE CHIRURGICALE

DE L'HOPITAL LARIBOISIÈRE.

LEÇONS

SUR LE TRAITEMENT

DES

TUMEURS HÉMORRHOÏDALES

PAR LA MÉTHODE

DE L'ÉCRASEMENT LINÉAIRE.

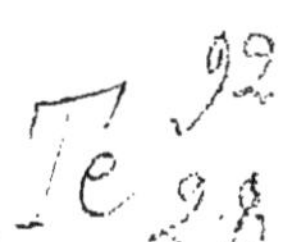

Ouvrages de M. le docteur Chassaignac

chez les mêmes libraires.

ÉTUDES D'ANATOMIE ET DE PATHOLOGIE CHIRURGICALE. Thèses présentées aux concours de la Faculté de médecine de Paris. Paris, 1851, 2 forts volumes in-8°. 14 fr.

Cette collection comprend :

Tome 1er. De la circulation veineuse, 1836. — Le cœur, les artères et les veines, 1836. — Les membranes muqueuses, 1846.

Tome 2e. Des appareils orthopédiques, 1841. — Les plaies de tête, 1842.— Les tumeurs du crâne, 1848. — Les fractures compliquées, 1850. — Des tumeurs enkystées de l'abdomen, 1851.

DES TUMEURS ENKYSTÉES DE L'ABDOMEN. 1851, in-8. 2 fr.

CLINIQUE CHIRURGICALE DE L'HOPITAL DE LARIBOISIÈRE. Paris, 1855-1858, 3 parties in-8, avec figures intercalées dans le texte.

1° Leçons sur l'hypertrophie des amygdales et sur une nouvelle méthode opératoire pour leur ablation, avec 8 figures. 2 fr.

2° Leçons sur la trachéotomie, avec 8 figures. 2 fr.

3° Leçons sur le traitement des tumeurs hémorrhoïdales, par la méthode de l'écrasement linéaire. Paris, 1858, in-8. 2 fr. 50 c.

TRAITÉ DE L'ÉCRASEMENT LINÉAIRE, nouvelle méthode pour prévenir l'effusion du sang dans les opérations chirurgicales. Paris, 1856, in-8 de 560 pages, avec 40 figures intercalées dans le texte. 7 fr.

RECHERCHES CLINIQUES SUR LE CHLOROFORME. Paris, 1853, in-8. 1 fr. 25 c.

MÉMOIRE SUR LE TRAITEMENT CHIRURGICAL DES ABCÈS du sein, par la Méthode du drainage. Paris, 1855, in-8. 2 fr.

MÉMOIRE SUR L'EMPLOI DU DRAINAGE CHIRURGICAL dans le traitement du phlegmon diffus. 1856, in-8. 2 fr.

Paris. — Imprimerie de L. Martinet, rue Mignon, 2.

CLINIQUE CHIRURGICALE

DE L'HOPITAL LARIBOISIÈRE.

LEÇONS

SUR LE TRAITEMENT

DES

TUMEURS HÉMORRHOÏDALES

PAR LA MÉTHODE

DE L'ÉCRASEMENT LINÉAIRE,

PAR

M. E. CHASSAIGNAC,

Agrégé libre de la Faculté de médecine de Paris,
Chirurgien de l'hôpital Lariboisière.

PARIS,

J.-B. BAILLIÈRE ET FILS

LIBRAIRES DE L'ACADÉMIE IMPÉRIALE DE MÉDECINE

Rue Hautefeuille, 19

Londres — H. BAILLIÈRE, 219, REGENT-STREET
New-York — H. BAILLIÈRE, 290, BROADWAY

MADRID, CH. BAILLY-BAILLIÈRE, CALLE DEL PRINCIPE, 11.

1858

LEÇONS

SUR LE TRAITEMENT

DES

TUMEURS HÉMORRHOÏDALES

PAR LA MÉTHODE

DE L'ÉCRASEMENT LINÉAIRE.

Messieurs,

La méthode que je viens soumettre à vos méditations et à votre contrôle ne date que de quelques années.

Elle compte déjà en sa faveur un nombre de faits que je considère comme suffisant pour motiver des conclusions applicables à la pratique.

Le nombre de ces faits, depuis le 1er janvier 1855, s'élève au chiffre de 47.

Sur ce chiffre de 47 malades opérés depuis le 1er janvier 1855, je n'en ai pas perdu un seul ; et j'établis la preuve de mes assertions sur des observations authentiques, recueillies avec soin, et qui seront toutes placées sous vos yeux.

Une partie de ces observations a été publiée dans le *Traité de l'écrasement linéaire* (1); les autres peuvent, sans exception, être mises entre les mains de chacun de vous. Je mets, de plus, à votre disposition un moyen de contrôle qui manque souvent dans les statistiques : c'est la possibilité de retrouver les malades, de les soumettre à un examen contradictoire; je veux parler des adresses, âges et professions des malades, en

(1) *Traité de l'écrasement linéaire*, nouvelle méthode pour prévenir l'effusion du sang dans les opérations chirurgicales; Paris, 1856, in-8 avec fig.

un mot de tous les moyens propres à permettre de constater leur identité, et de savoir ce qu'ils sont devenus.

En vous disant que la méthode dont je viens vous entretenir est entièrement nouvelle, je m'appuie sur tous les témoignages que l'histoire de l'art chirurgical a pu me fournir. Nulle part, en effet, je n'ai trouvé la moindre trace qui indiquât que par l'emploi d'une *chaîne métallique* on eût jamais fait tomber, *en quelques minutes* et *sans hémorrhagie*, une tumeur hémorrhoïdale volumineuse.

J'ai bien vu que les chirurgiens qui ont traité les hémorrhoïdes par la méthode de la ligature ont quelquefois obtenu le sphacèle de la tumeur au bout d'une journée et plus ; mais je ne connais aucun exemple de séparation plus rapidement obtenue.

Veuillez me permettre de vous citer le propre texte d'un auteur qui n'a pas fait faire le moindre progrès au traitement des tumeurs hémorrhoïdales, mais qui a plagié le serre-nœud de Roderic, je veux parler de Mathias Mayor.

Je trouve, t. I, p. 492, de la *Chirurgie simplifiée*, le passage suivant :

« La ligature des paquets hémorrhoïdaux exige que ces tumeurs soient d'abord expulsées hors de l'anus, puis crochées avec une ou deux érignes vers l'endroit où on veut les extirper, et que l'anse du fil soit ensuite poussée au delà des crochets. Après avoir soumis les parties à une facile et forte constriction, elles se *sphacèlent en vingt-quatre* ou *trente-six heures*. Le chirurgien enlève alors son constricteur et abandonne à la *nature* et à quelques soins de propreté le complément de la cure. »

Ainsi, vous le voyez, c'est d'un fil que Mayor se sert ; ce fil, il le laisse pendant vingt-quatre ou trente-six heures, il fait tomber la tumeur hémorrhoïdale par le sphacèle ; la meilleure preuve que ce n'est pas son instrument qui opère la séparation, c'est qu'il le retire au bout de vingt-quatre ou trente-six heures, ce qu'il n'aurait pas besoin de faire, puisque le fil tomberait de lui-même, si au bout de ces trente-six heures de souffrance la tumeur se détachait. Ce fait est, pour moi, une preuve irréfragable que Mayor n'a ni connu ni pratiqué l'écrasement linéaire.

En regard de cette manière d'opérer, je vous présente un livre, mon *Traité de l'écrasement linéaire*, qui renferme vingt et quelques observations d'ablation de tumeurs hémorrhoïdales. Il y est établi que toutes ces ablations ont été faites avec une chaîne : tandis que Mayor emploie un fil; que les bourrelets hémorrhoïdaires les plus volumineux n'ont jamais exigé plus de douze minutes pour leur ablation complète; que l'instrument, au lieu d'être une copie du serre-nœud de Roderic comme l'est le serre-nœud de Mayor, est un appareil constitué par des leviers, des crémaillères et une chaîne, dont aucun fil métallique suffisamment souple ne pourrait égaler le volume et la force.

Voilà donc deux systèmes qui diffèrent par la construction de l'instrument, par sa manière d'agir, par la durée de l'opération et les suites de cette opération.

Eh bien, messieurs, si, en présence de textes aussi explicites, quelqu'un venait dire que Mayor opérait les tumeurs hémorrhoïdales comme je les opère, et que les deux systèmes sont identiques, de quel nom faudrait-il qualifier d'aussi étranges affirmations?

Mais laissons de côté ces tristes et inintelligentes discussions de priorité pour ne nous occuper que de science et de pratique.

Permettez-moi de jeter d'abord un coup d'œil rapide sur l'état des sujets que l'on doit soumettre au traitement opératoire pour des tumeurs hémorrhoïdales.

Ce n'est pas légèrement et sans un but d'utilité réelle pour le malade qu'il faut se décider à opérer les sujets hémorrhoïdaires. Il faut se faire rendre un compte exact de ce qu'ils éprouvent, des accidents auxquels ils sont exposés, ainsi que des inconvénients et des dangers qui les portent à réclamer les secours de la chirurgie.

C'est alors, et alors seulement, que le chirurgien en possession d'une méthode inoffensive, rendue peu douloureuse par l'emploi du chloroforme, peut intervenir d'une manière consciencieuse et avec une efficacité certaine pour la cure d'une maladie toujours pénible, quelquefois redoutable.

Nous avons eu à opérer quelques malades arrivés à la limite extrême de l'épuisement par des hémorrhagies qui se reproduisaient à chaque défécation, et quelque active que fût la thérapeutique employée dans l'intervalle des pertes sanguines, pour tout médecin expérimenté qui voyait ces malades il n'était pas douteux que le terme de leur existence ne fût très prochain, et l'on ne pouvait pas dire que grâce au repos, à la bonne alimentation, etc., la tendance hémorrhagique se serait arrêtée, puisqu'il suffisait que les malades allassent à la garde-robe pour subir de nouvelles pertes de sang ; de telle sorte que la reconstitution du fluide sanguin était tout à fait impossible.

Ce que l'on sait des nombreux inconvénients qui sont attachés à l'existence d'un bourrelet hémorrhoïdal volumineux, donnerait lieu de penser que les individus qui sont atteints de pareilles tumeurs viennent tous réclamer les secours de la chirurgie. Il n'en est point ainsi, et l'on croirait à peine jusqu'où l'on peut pousser l'incurie de soi-même pour supporter tant de souffrances et d'ennuis, si l'on ne savait à quel degré de tolérance peut être amenée l'organisation pour des accidents qui ne surviennent pas d'une manière brusque, si l'on ne savait aussi combien la crainte de la cautérisation par le fer rouge, et l'ennui d'avoir à subir des destructions successives par le caustique, empêchent longtemps les malades de réclamer l'intervention du chirurgien. Ils préfèrent donc composer indéfiniment avec leurs souffrances, écouler leur vie dans un état presque continu de dépression et de tristesse, et ne pas se soumettre à des méthodes qu'ils considèrent comme barbares ou dangereuses. Joignez à cela que chez aucun des sujets atteints de bourrelets hémorrhoïdaux volumineux, il n'y a continuité des accidents habituels au même degré. La chose leur serait absolument intolérable. C'est pour ainsi dire par accès, par poussées inflammatoires, que ces bourrelets deviennent douloureux. Or, il est d'observation que dans les affections de ce genre les malades se résignent beaucoup mieux à leurs souffrances, et ajournent volontiers un parti grave qu'ils auraient à prendre.

Deux opinions, qui comptent d'assez nombreux partisans, concourent à éloigner les malades de la recherche d'une guérison radicale. On compte, d'un côté, sur la guérison spontanée ; on croit, d'autre part, que certains dangers sont attachés à la guérison des hémorrhoïdes.

Voici ce que nos observations nous ont appris sur ce double sujet.

La guérison spontanée est possible ; mais il y a, selon nous, une grande erreur à assimiler ce qu'il doit advenir d'un bourrelet hémorrhoïdal à ces disparitions spontanées de certaines dilatations variqueuses ; de celles du cordon, par exemple, chez le vieillard. Nous avons opéré un certain nombre de sujets âgés de soixante-cinq et soixante-huit ans : leur affection n'avait fait que s'accroître avec les années et leur était devenue définitivement intolérable.

Nous avons observé des sujets qui avaient joui pendant quatre, cinq et six ans d'une guérison qui malheureusement n'était que temporaire. Ces guérisons temporaires succèdent généralement à une inflammation violente. Il ne manque pas d'exemples de guérisons plus durables encore dues à la même cause. Quel en est le mécanisme? Pourquoi la guérison n'a-t-elle été que temporaire au lieu d'être définitive?

Le mécanisme de ce mode de guérison s'accomplit par l'intervention du sphacèle. Nous avons été à même d'observer des cas dans lesquels la gangrène a joué le rôle d'un moyen de traitement. Mais, dira-t-on, si la gangrène amène la disparition d'une tumeur hémorrhoïdale, elle le fait sans doute d'une manière plus ou moins analogue à celle des moyens thérapeutiques par lesquels on détruit ces tumeurs. Dès lors, puisque la destruction chirurgicale des tumeurs hémorrhoïdaires en produit la guérison radicale, pourquoi le sphacèle de la tumeur ne donnerait-il lieu qu'à des guérisons passagères?

Je crois avoir trouvé l'explication de ce fait dans mes études sur la gangrène spontanée des tumeurs hémorrhoïdales. J'ai remarqué, en effet, et je ne sais si mes observations concordent à cet égard avec celles des autres chirurgiens ; j'ai remarqué, dis-je, que les gangrènes hémorrhoïdaires se présentent sous forme de plaques, et ne comprennent jamais toute l'épaisseur de la tumeur. Plusieurs des faits contenus dans ce travail, et notamment l'observation de madame Priquet, offrent un exemple de ces gangrènes par plaques, dans des conditions où il n'y avait pas lieu à se méprendre sur l'étendue du sphacèle. Mais j'ai vu des cas où ces gangrènes superficielles, au lieu de faire tache à la surface de la tumeur, en enveloppaient toute la périphérie. Dans des cas de ce genre, il n'est pas étonnant que certains observateurs aient considéré la gangrène comme s'étant emparée de la masse hémorrhoïdale tout entière. Mais ce qui m'explique comment la destruction sphacélique n'amène point la guérison radicale, comme le fait la destruction par le fer rouge, c'est que, selon moi, la plupart du temps le sphacèle spontané des tumeurs hémorrhoïdales ne siége qu'à la superficie, et qu'il ne détruit pas totalement la tumeur. On conçoit donc comment certaines guérisons spontanées peuvent n'être que temporaires, alors que des guérisons obtenues chirurgicalement seraient définitives.

Toutefois, comme il n'est nullement impossible qu'une tumeur hémorrhoïdale soit spontanément frappée de sphacèle dans toute son épaisseur, il y aurait pour les bourrelets hémorrhoïdaux étranglés et enflammés plusieurs modes de sphacèle : le sphacèle par plaques isolées, le sphacèle par plaque générale recouvrant toute la tumeur, et enfin le sphacèle de toute l'épaisseur.

Eu égard au danger de la suppression des tumeurs hémorrhoïdales, nous avons été vivement frappé d'un fait, c'est de l'impunité avec laquelle on supprime, par le fait de l'opération, un phénomène qui, par la régularité de ses retours, semblait avoir le caractère d'un véritable besoin de l'économie.

Il faut de deux choses l'une, ou que nous ayons bien mal observé, ou qu'on ait singulièrement exagéré les conséquences de ce fameux fait de la suppression du flux hémorrhoïdaire, qui reparaît à chaque page de l'histoire étiologique des maladies. Mais nous pouvons affirmer que pas un seul des malades que nous avons opérés, soit à l'époque où nous faisions usage du fer rouge, soit depuis que nous employons l'écrasement linéaire, ne nous a donné lieu de noter le moindre accident fâcheux comme conséquence de la suppression chirurgicale du flux hémorrhoïdaire.

Sans contester d'une manière absolue des opinions qui, dans l'esprit de beaucoup de savants praticiens, s'élèvent presque à la hauteur d'une croyance, nous ne pouvons nous empêcher de penser qu'il y a eu beaucoup d'exagération dans l'importance étiologique qu'on a donnée à la suppression du flux hémorrhoïdal. Ici, comme dans beaucoup d'autres circonstances, l'effet a été pris pour la cause, et nous croyons que chez un grand nombre de sujets le début inaperçu de certaines lésions internes a provoqué la cessation de flux hémorrhoïdaux, à la suppression desquels on a attribué des maladies déjà existantes à l'époque où elle a eu lieu.

Sans vouloir heurter inconsidérément des opinions devenues respectables par l'adhésion que leur ont donnée les pathologistes les plus accrédités, nous dirons qu'il résulte pour nous, de tout ce que nous avons observé, qu'il n'y a, du fait de la suppression du flux hémorrhoïdal ultérieurement à l'opération, aucune contre-indication empêchant de recourir à ce précieux moyen. Nous croyons que beaucoup de sujets hémorrhoïdaires restent volontairement victimes d'une pénible et dégoûtante infirmité, qui pourrait rentrer dans les conditions de la santé la plus normale, s'ils n'étaient intimidés par l'idée d'une suppression dangereuse.

Contrairement donc à une opinion qui ne s'est pas trouvée en harmonie avec les faits assez nombreux qu'il nous a été donné d'observer, nous serions conduit, comme déduction logique de nos observations, à cette proposition, que les tumeurs hémorrhoïdales sont des maladies *qu'il n'est pas dangereux de guérir.*

Les remarques anatomiques dont les études sur le traitement des tumeurs hémorrhoïdales ont été pour nous l'occasion, se rapportent aux points suivants :

D'abord, nous avons dû à la méthode de l'écrasement linéaire de pouvoir étudier la structure intime des tumeurs hémorrhoïdales, ce qu'il est tout à fait impossible de faire quand on opère par la cautérisation. On trouvera, dans une excellente observation de M. Eugène Nélaton, quelques détails fort exacts et fort intéressants sur la structure intime de la tumeur enlevée chez la dame Horry. La tumeur, par ce mode opératoire, se présente dans des conditions qui facilitent l'étude, par la raison qu'elle est comme une pièce d'anatomie pathologique qui viendrait d'être recueillie par la main d'un anatomiste soigneux.

Les tumeurs hémorrhoïdales, considérées dans leur forme et dans l'étendue qu'elles occupent, offrent deux grandes divisions: les unes, qu'on peut appeler tumeurs hémorrhoïdales *latérales*, n'occupent que l'un des points du pourtour anal; les autres, que l'on peut nommer *circulaires*, forment un relief non interrompu tout autour de l'anus.

Les tumeurs hémorroïdales latérales peuvent se présenter à l'état simple, c'est-à-dire qu'il n'existe qu'un seul point de l'intestin sur lequel on voit se détacher une tumeur, ou bien à l'état multiple, quand plusieurs tumeurs qui ne se continuent pas entre elles naissent sur des points distincts de l'orifice intestinal.

Les tumeurs hémorrhoïdales annulaires peuvent être accompagnées d'un prolapsus plus ou moins considérable de la muqueuse du rectum.

A l'égard de la manière dont se comportent les tumeurs hémorrhoïdales, il y a trois catégories, ou, si l'on veut, trois degrés parmi les sujets hémorrhoïdaires :

1° Ceux chez lesquels les tumeurs restent au dehors d'une manière continue et à l'état, sinon d'irréductibilité, du moins de non-réduction habituelle ;

2° Ceux chez lesquels les tumeurs ne sortent que pendant l'acte de la défécation ;

3° Enfin, ceux chez lesquels, à aucun moment, il n'existe de saillie extérieure, les dilatations hémorrhoïdaires étant complétement internes. Dans les cas de ce genre, le principal objet de l'opération c'est la suspension des hémorrhagies.

Chez cette classe de malades, l'absence de toute saillie extérieure nous a obligé à faire reposer le diagnostic local sur les seules sensations fournies par le toucher ; et, pour donner, dans des cas analogues, des jalons propres à guider le praticien, nous rappellerons ici le texte même de l'observation en ce qui concerne le résultat de l'exploration rectale : « Le tou» cher rectal fait reconnaître, immédiatement au-dessus du » sphincter externe, des tumeurs mollasses, peu saillantes, » multilobées, constituées évidemment par des hémorrhoï» des. » C'est donc à pareil signe que, dans des cas analogues, le praticien reconnaîtrait les conditions anatomiques de la maladie et en déduirait le traitement à suivre.

Nous avons parlé de trois degrés de la même affection, parce que l'un des états succède quelquefois à l'autre et n'en est que le développement exagéré. Chez plusieurs malades, il a été parfaitement noté qu'après avoir éprouvé pendant longtemps un poids et une gêne marqués dans le rectum sans qu'aucune saillie se produisît à l'extérieur, soit pendant la défécation, soit autrement, les tumeurs hémorrhoïdaires ne se manifestaient au dehors qu'à l'occasion des selles, tandis qu'à une époque plus avancée les tumeurs faisaient saillie, même dans l'intervalle des garde-robes, sous l'influence du moindre effort, en sorte que le malade était obligé plusieurs fois par jour de pratiquer un taxis assez douloureux.

Il est évident que, quand la maladie en est arrivée à ce dernier degré, elle est tout bonnement intolérable.

Quelquefois nous avons trouvé réunies sur le même malade trois ordres de tumeurs existant simultanément à la région anale, et sur le caractère de chacune desquelles il importait d'être fixé :

Tumeurs larges, sessiles, se confondant insensiblement par leur base avec la muqueuse rectale, rosées comme celle-ci, plissées et foncées à leur surface : c'est le prolapsus du rectum ;

Tumeurs d'un rouge bleuâtre, lisses, de consistance ferme, se montrant au dehors par les efforts de défécation qu'on fait faire au malade, arrondies, piriformes, pédiculées, douloureuses au toucher : ce sont les hémorrhoïdes ;

Tumeurs très dissemblables entre elles quant à la forme, siégeant entre les plis rayonnés de l'anus, faisant corps par leur base, qui est large et sessile, avec les tissus à la surface desquels elles font relief, se détachant nettement, brusquement de leur point d'implantation, offrant des facettes planes ou à peu près, séparées les unes des autres par des angles saillants : ce sont les condylomes.

Ces trois espèces de tumeurs sont disposées autour de l'orifice anal sur trois lignes concentriques, de telle sorte que le prolapsus du rectum forme la rangée la plus centrale, les condylomes la rangée la plus éloignée, et les hémorrhoïdes la rangée intermédiaire.

On est assez généralement porté à considérer l'affection hémorrhoïdaire comme n'étant pas une maladie de l'enfance, ni même de la première jeunesse. Il ne faut pas croire, cependant, qu'on n'observe jamais de tumeurs hémorrhoïdales chez les jeunes sujets.

Plusieurs de nos opérés nous ont fourni l'exemple d'une grande précocité des dispositions hémorrhoïdales, puisque dès l'âge de dix à onze ans les malades avaient éprouvé à la région anale quelques indices précurseurs de leur affection.

Accidents.

Les accidents liés à l'existence habituelle d'un bourrelet hémorrhoïdal peuvent se rattacher à trois groupes distincts : influence sur le rectum et la région périnéale, influence sur d'autres organes plus ou moins rapprochés, influence générale sur l'organisme.

1° Du fait de la présence d'un bourrelet hémorrhoïdal résulte, pour l'intestin rectum et la région anale, l'existence, sinon constante, du moins fréquente, des complications que voici : abcès périnéal, fistule à l'anus, gerçures de la muqueuse et névralgies sphinctériennes, procidence de la muqueuse rectale, douleurs et difficultés de la défécation, phlegmasies ou fluxions inflammatoires temporaires et plus ou moins fréquemment répétées, malpropreté habituelle, suintement mucoso-purulent et même hémorrhagies, altérations diverses de la peau circonvoisine de la région anale, sentiment de pesanteur et gêne incessante dans cette région, soit spontanément, soit par le contact des vêtements, assujettissement pénible pour la réduction des hémorrhoïdes après chaque défécation.

2° Troubles variés dans l'exercice des fonctions urinaires et génératrices : dysurie, besoin plus ou moins fréquent d'uriner, quelquefois rétention d'urine, hypertrophie des parois vésicales, dilatation de la vessie, hypertrophie prostatique.

3° En général, effets généraux de l'anémie : état permanent de dépression des forces, affaissement moral, tristesse, mélancolie, défiance de soi-même.

Parmi les nombreux inconvénients inhérents à l'existence des tumeurs hémorrhoïdaires, il en est que nous avons observés chez plusieurs de nos malades, et qui, du reste, ont été mentionnés par presque tous les observateurs : nous voulons parler des différents troubles de la digestion, parfois l'inappétence, d'autres fois des digestions lentes, difficiles, douloureuses, les flatuosités, la constipation. Mais ce qui mérite surtout d'appeler l'attention du praticien, c'est l'état d'inertie des parois intestinales, état qui explique la fréquence de la constipation, la distension de l'intestin par des gaz, et, dans la période qui succède à l'opération, le développement considérable que peut prendre le ventre, développement qui en a imposé quelquefois pour une péritonite commençante.

Dans ce gonflement abdominal qui succède en certains cas à l'opération, il importe de distinguer deux causes : d'une part, la rétention d'urine; d'autre part, la distension de l'intestin par des gaz, distension due à l'inertie intestinale dont nous avons parlé et à l'occlusion trop complète de l'orifice anal immédiatement après l'opération.

Il suffit d'être prévenu de ces diverses circonstances pour ne point attribuer à une péritonite commençante des accidents faciles à dissiper et qui s'aggraveraient indubitablement par le traitement de la péritonite. Les grandes douches intestinales, qui sont un moyen excellent pour combattre ces constipations rebelles, doivent être employées en pareille circonstance. Et quant au resserrement anal, l'emploi des mèches pendant quelques jours suffit, habituellement du moins, à la suite de l'opération faite par écrasement linéaire.

Nous avons observé des individus qui, possédant originairement des aptitudes et des facultés d'initiative très distinguées, étaient descendus à un état de torpeur et de pusillanimité dont ils se faisaient à eux-mêmes l'aveu, et qui leur créait une existence vraiment malheureuse. Plusieurs même avaient complétement perdu leur carrière ou étaient menacés de la perdre, par suite des empêchements sans cesse renaissants auxquels ils étaient exposés.

On ne croit guère généralement qu'une tumeur hémorrhoïdale puisse amener la perte des sujets autrement que dans le cas d'une intervention chirurgicale suivie d'accidents, ou bien dans l'une de ces circonstances exceptionnelles, comme la phlébite spontanée des veines hémorrhoïdaires, ou bien enfin dans le cas d'une hémorrhagie foudroyante dont on ne connaît probablement que bien peu d'exemples. Mais la mort par le fait d'hémorrhoïdes volumineuses doit au mécanisme par lequel elle est amenée de paraître beaucoup moins fréquemment la suite des tumeurs hémorrhoïdales que cela n'a lieu réellement. En d'autres termes, l'hémorrhagie chronique, comme cause de mort, est très souvent méconnue, et, à cet égard, nous prierons le lecteur de se reporter à quelques-unes des considérations exposées dans notre travail sur les hémorrhagies des cavités muqueuses. (*Arch. gén. de méd.*, juin 1851.)

Le fait qui nous a servi de point de départ dans ces recherches est celui-ci : il est des sujets qui périssent par hémorrhagie, sans qu'on se doute du rôle que l'hémorrhagie a joué comme cause de mort.

Nous avons encore eu l'occasion de remarquer chez plusieurs malades combien il est difficile de refaire du sang, lorsque les causes de l'anémie ont agi longtemps et avec intensité. C'est en observant un sujet dans de pareilles conditions que l'on comprend bien le danger des illusions consistant à croire que le seul secours d'un traitement analeptique, du repos absolu, des astringents, peut suffire pour le rétablissement du malade. Quand on a été témoin des difficultés qu'on éprouve à reconstituer le liquide sanguin, même après la cessation absolue de toute nouvelle hémorrhagie (et il n'est pas d'hémostatique plus puissant en pareil cas que l'écrasement linéaire), on sent que de faibles pertes de sang, renouvelées à l'occasion des selles ou autrement, suffiraient pour neutraliser l'action des moyens dont nous venons de parler.

Si nous résumons comme dans une sorte de tableau les principaux accidents qui surviennent sous l'influence des flux hémorrhoïdaux répétés, nous voyons que ces pertes de sang ont pour effet d'amener la diminution progressive des forces, la teinte jaune-paille très prononcée du visage, le refroidissement facile des extrémités, les palpitations au moindre exercice, la dépravation de l'appétit, des bruits de souffle dans les carotides, en un mot un état général qu'on pourrait qualifier à bon droit de cachexie hémorrhoïdaire.

Complications.

Les complications d'une tumeur hémorrhoïdale volumineuse sont très fréquentes et sont de plus d'un genre. Les unes peuvent être considérées comme des effets, les autres comme des causes de l'affection hémorrhoïdaire. Nous avons vu coïncider avec l'existence des bourrelets hémorrhoïdaux volumineux : 1° des fistules à l'anus ; 2° des abcès à l'anus ; 3° la fissure anale avec ou sans spasme du sphincter ; 4° des dilatations ampullaires considérables du rectum ; 5° des hernies abdominales, soit simples, soit multiples. Mais nous n'avons peut-être rencontré aucune complication aussi constante que celle qui s'observe du côté des voies urinaires. On peut être à peu près sûr que toutes les fois qu'il existe un bourrelet hémorrhoïdal volumineux, il y a quelque désordre plus ou moins notable, soit anatomique, soit fonctionnel, dans l'appareil génito-urinaire.

Parmi les troubles qui portent tant sur l'état anatomique que sur l'état physiologique, il en est qui peuvent être considérés comme cause, d'autres comme effet, d'autres, enfin, comme cause et comme effet à la fois. Exemple : comme cause : on conçoit que, pour peu qu'il ait la moindre prédisposition hémorrhoïdaire, l'individu qui est affecté de rétrécissements chroniques et multiples, faisant journellement des efforts répétés et plus ou moins prolongés pour l'expulsion de l'urine, présente un état de congestion et de dilatation des veines du bassin, et particulièrement des veines hémorrhoïdales. Comme effet : nous avons noté l'hypertrophie de la vessie, la distension pathologique de cet organe et le ténesme vésical, par suite des dysuries plus ou moins passagères que présentent les sujets qui portent un bourrelet hémorrhoïdal volumineux et douloureux. Comme cause et comme effet à la fois : nous avons observé l'engorgement de la prostate. Il suffit, en effet, de la moindre réflexion pour comprendre que la congestion hémorrhoïdaire et les troubles vésicaux qu'elle entraîne donnent lieu à un état hypérémique du système vasculaire vésico-prostatique, état hypérémique dont l'effet est de disposer la prostate à l'hypértrophie. D'un autre côté, quand la prostate est devenue volumineuse, cet excès de volume produit un effet fâcheux sur la circulation en retour des veines hémorrhoïdales. Les hémorrhoïdes poussent à l'hypertrophie prostatique, l'hypertrophie prostatique aux hémorrhoïdes, et, dans ce renvoi mutuel d'influences, il y a aggravation des deux maladies l'une par l'autre. C'est à ce titre que nous avons pu dire que les engorgements prostatiques pouvaient être considérés comme cause et comme effet dans les affections hémorrhoïdaires.

De ce que nous venons de dire touchant les concomitances des troubles urinaires et des hémorrhoïdes, il y a cette double conséquence à tirer : 1° qu'il ne faut jamais commencer le traitement d'une tumeur hémorrhoïdale sans avoir constaté avec un soin particulier l'état de l'appareil urinaire ; 2° que le traitement complet des tumeurs hémorrhoïdales comprend non-seulement la cure de la tumeur hémorrhoïdale en elle-même, mais aussi celle des affections urinaires concomitantes. Il y a même une considération particulière qui s'élève en faveur du cathétérisme préalable dans tous les cas d'opération dirigée contre les tumeurs hémorrhoïdales, et voici à quoi elle se rapporte.

Vous devez toujours vous attendre à ce que, quel que soit, au moment de l'opération, l'état des voies urinaires, quelque sain même que vous le supposiez, vous aurez très probablement à recourir au cathétérisme. Or, on sait que, chez les sujets soumis à cette opération, surtout quand c'est pour la la première fois, on voit survenir dans certains cas un frisson suivi de tout le développement d'un véritable accès de fièvre intermittente. Ce frisson, qui ne nous alarme pas beaucoup chez un sujet sur lequel il n'existe encore aucune suppuration, nous le redoutons vivement chez les opérés. Non-seulement il inquiète par l'incertitude où l'on est sur la question de savoir s'il ne serait point le frisson initial d'une infection purulente, mais, à tort ou à raison, nous avons la croyance que tout frisson intense qui survient chez un sujet atteint de plaie suppurante constitue une prédisposition au développement des abcès métastatiques. C'est en vertu de cette manière de voir que nous nous sommes désormais imposé de soumettre à un cathétérisme préalable, dût-il ne consister que dans l'introduction d'une simple bougie, tout sujet destiné à être opéré d'une tumeur hémorrhoïdale.

Il y a, en résumé, dans l'emploi préalable du cathétérisme chez les sujets hémorrhoïdaires que l'on se propose d'opérer, le double avantage : 1° d'une exploration fort utile ; 2° d'une sorte d'acclimatement ou de préparation des voies urinaires au contact de la sonde.

Nous avons aussi eu l'occasion d'observer le rétrécissement de l'urèthre comme complication des tumeurs hémorrhoïdales. Chez un de nos malades, le rétrécissement était double; son existence ne nous avait pas été indiquée à l'avance par le malade. Or, voici ce qui arriva : Le soir même de l'opération, le ventre se tuméfie énormément ; des douleurs très vives, une tension considérable de l'abdomen se déclarent. On croit à l'imminence d'une péritonite. Le lendemain, lorsque j'examine le malade à la visite du matin, la percussion me fait reconnaître que la vessie est énormément distendue. Je pratique le cathétérisme, et je trouve deux rétrécissements : l'un à trois travers de doigt du méat urinaire, l'autre au niveau de la portion membraneuse. Les accidents, qui avaient pris des proportions effrayantes, se calment promptement, et, à partir de ce moment, rien ne vient entraver la guérison ; seulement le malade porte pendant quelque temps une sonde à demeure, d'abord très fine, puis assez volumineuse.

Nous avons observé chez quelques malades, comme complication de la tumeur hémorrhoïdale, l'œdème des membres inférieurs, les varices des jambes, le varicocèle, les hernies simples ou multiples.

L'impression qui nous est restée à la suite des faits que nous avons observés, c'est que des complications même nombreuses n'empêchaient pas la réussite de l'opération; et, si nous avons vu que les pertes hémorrhoïdales et les souffrances dues à la présence d'un bourrelet hémorrhoïdal volumineux peuvent plonger l'individu dans un état qui va jusqu'à simuler les lésions organiques, nous avons vu aussi que, tout désespéré que paraisse l'état d'un malade atteint de tumeurs hémorrhoïdales, il ne faut pas renoncer à l'opération, celle-ci pouvant devenir le point de départ d'une amélioration tout à fait inattendue.

Nous avons vu coexister chez le même malade une tumeur hémorrhoïdale, la fissure spasmodique et une fistule de l'anus. La triple opération qu'elles réclamaient fut faite dans la même séance, et la terminaison fut aussi heureuse que rapide.

Étude comparative des méthodes thérapeutiques employées contre les tumeurs hémorrhoïdales.

La méthode de l'écrasement linéaire appliqué au traitement des tumeurs hémorrhoïdales a des avantages réels et sérieux quand on la compare à toutes les méthodes qui ont été employées jusqu'à ce jour.

Je dois reconnaître toutefois que la chirurgie possède aujourd'hui des méthodes assez bonnes pour la guérison des tumeurs hémorrhoïdales.

Dans ce cas se trouvent les méthodes généralement adoptées aujourd'hui, je veux parler de la destruction des tumeurs hémorrhoïdales par la cautérisation, soit qu'on la pratique au moyen du fer rouge, comme le fait de notre temps, avec beaucoup de succès, M. Philippe Boyer, dont les observations sont fidèlement reproduites dans la thèse de M. de Beauvais, soit qu'on ait recours au procédé proposé par Amussat, procédé qui consiste à détruire le pédicule des tumeurs hémorrhoïdales par le caustique de Vienne appliqué au moyen de pinces très ingénieuses (1).

J'ai employé ces deux méthodes avec des résultats qui

(1) Voyez Philipeaux, *Traité pratique de la cautérisation;* Paris, 1856, p. 166 et suiv.

confirment pour moi l'exactitude des assertions émises par les savants confrères qui les ont préconisées. Je ne les ai pas employées toutes deux un égal nombre de fois ; j'ai plus fait usage, tant en ville qu'à l'hôpital, du cautère actuel que du caustique, et je possède quatorze observations où l'on voit que la destruction des tumeurs hémorrhoïdales, dont quelques-unes sont énormes, a été faite par le fer rouge avec succès.

L'un des faits les plus remarquables à cet égard est celui d'un capitaine de la marine anglaise, M. Maconochie, que j'opérai en 1852 avec l'assistance de MM. Marcé, Letellier, Lobligeois, et chez lequel je n'arrivai au but qu'après avoir éteint sur la tumeur huit ou dix cautères volumineux.

La méthode d'Amussat m'a également donné des résultats très favorables, et j'ai eu à me louer de l'emploi de ces moyens de traitement.

Mais, de ce que ces méthodes sont bonnes, s'ensuit-il d'abord qu'elles n'aient aucun inconvénient, et, en second lieu, qu'on n'en puisse pas trouver de meilleures ? Je ne le pense pas, et j'ajoute que la méthode de l'écrasement linéaire, qui n'a ni les inconvénients de l'excision, laquelle expose aux hémorrhagies et aux phlébites, ni ceux de la ligature, laquelle a été bannie avec raison comme donnant lieu à la péritonite, à la phlébite, aux accidents nerveux, est supérieure à la cautérisation, et c'est ce que je vais prouver.

Quels sont, de l'aveu même de ceux qui ont préconisé l'emploi de la cautérisation, les accidents qui peuvent en être la conséquence ? Ce sont :

1° Le délire nerveux suivi d'un état d'éréthisme durant parfois plusieurs jours, se réveillant sous l'influence de la moindre cause de douleur (toucher anal, introduction d'une mèche dans l'anus, cautérisation de la plaie avec le nitrate d'argent).

2° La brûlure plus ou moins étendue de la peau.

3° Le ténesme vésical, soit qu'il se déclare dès les premières vingt-quatre heures, comme c'est la règle, soit qu'il ne survienne qu'au quatrième ou au cinquième jour de l'opération.

4° La rétention d'urine.

5 L'hémorrhagie, qui est certainement beaucoup moins fréquente après la cautérisation qu'après l'excision, mais qui a lieu quelquefois, et d'une manière assez grave; non-seulement au moment de l'opération ou aussitôt après, mais encore consécutivement. C'est ainsi qu'on l'a vue se déclarer au moment même de la première application du cautère actuel, soit par la perforation instantanée des tumeurs veineuses, soit par des artères d'un certain calibre. On a même été obligé, dans des cas de ce genre, de recourir à la ligature et au tamponnement. L'hémorrhagie à un degré assez considérable a été encore observée consécutivement à la chute des eschares. M. Ph. Boyer a même vu ce genre d'hémorrhagie se présenter avec un caractère intermittent et avec abondance chez un sujet anémique, épuisé, qui succomba le douzième jour de l'opération. (Thèse de M. de Beauvais.)

Nous n'insisterons pas sur l'adénite inguinale double qui succède presque constamment à l'application du fer rouge, quoiqu'il ne soit assurément point indifférent pour le malade d'ajouter à ses souffrances un accident de ce genre, si léger qu'on le suppose.

Mais le point qui, à la suite de nos opérations de cautérisation, nous a le plus frappé, c'est d'une part la longue durée de la suppuration, d'une autre part le resserrement de l'anus qui succède, quoi qu'on en dise, à l'application du fer rouge, quelque bien faite qu'elle ait été.

Ajoutons à tout cela des pansements extrêmement douloureux, tels que ceux qui consistent à introduire, après la chute des escharres, des mèches dans l'anus, afin de régulariser la cicatrisation.

Notons enfin que, dans les évaluations les moins suspectes d'être défavorables à la méthode de la cautérisation, on ne porte pas à moins de trente-cinq à quarante jours le temps pendant lequel persiste la suppuration.

Nous n'avons jamais observé, comme suite de l'écrasement linéaire, le rétrécissement du rectum jusqu'au degré de l'incurabilité ni même jusqu'à un degré assez prononcé pour créer des difficultés sérieuses dans le traitement.

Le resserrement, quand il s'observe à la suite de notre opération, est formé par une bride tellement fine que le moindre effort de dilatation suffit pour en triompher.

Quoiqu'il y ait eu peut-être quelque exagération dans les reproches adressés à l'emploi du fer rouge, il est universellement reconnu aujourd'hui que des rétrécissements incurables peuvent être la conséquence de la cautérisation pour le traitement des hémorrhoïdes circulaires. Ainsi nous trouvons dans un article publié par M. de Beauvais (*Gaz. des hôp.*, 23 août 1855) le passage suivant : « M. Jobert dit avoir été témoin de rétrécissements incurables succédant à l'emploi du fer rouge. »

L'auteur de l'article cite aussi, lui, deux cas de rétrécissements graves dont un a eu lieu dans la pratique de M. Philippe Boyer.

C'est là une circonstance beaucoup plus sérieuse qu'elle ne paraît au premier abord.

En effet, lorsqu'un malade doit être opéré par le fer rouge, si on ne peut pas lui promettre d'une manière positive qu'il ne sera point exposé à un rétrécissement incurable du rectum il y a de quoi lui donner à réfléchir.

M. Philippe Boyer attribue, il est vrai, son insuccès dans un cas à une cautérisation profonde qui a intéressé la muqueuse et les fibres du sphincter. Il est évident qu'on ne peut jamais affirmer à l'avance que l'action cautérisante respectera suivant la volonté de l'opérateur les points dont nous venons de parler. Et dès lors, si pour tel ou tel cas particulier il ne peut y avoir de chance certaine d'éviter l'accident, il n'y a certitude complète à cet égard dans aucun cas.

Or, le rétrécissement incurable du rectum est une affection excessivement grave. Nous en avons observé un exemple très remarquable pendant que nous étions chargé du service de Breschet à l'Hôtel-Dieu. Il s'agissait d'un nommé Berger (Henri), âgé de trente-six ans, brocanteur, à qui on avait donné, dans un autre hôpital, un lavement d'acide sulfurique au lieu d'un lavement de guimauve. Il en résulta un rétrécissement du rectum avec fistule à l'anus et vaste brûlure de la partie supérieure des cuisses. Rien de plus affligeant que la situation de ce malheureux.

Au point de vue des récidives on aurait tort de croire que le traitement par la cautérisation donne immunité complète à cet égard.

Nous trouvons dans le travail de M. de Beauvais l'observation d'un homme de cinquante ans opéré en 1846 à l'hôpital Saint-Antoine au moyen du caustique de Vienne. La cautérisation fut faite énergiquement. Le malade accusa des douleurs très vives. La cicatrisation fut lente. Au bout d'un an, il rentra pour être opéré radicalement, car les hémorrhoïdes n'avaient pas cédé à ce traitement. Le fer rouge, cette fois, fut préféré (1).

De ce qui précède il résulte qu'avec un système d'opération qui est bon, nous en sommes convenu, il y a néanmoins une certaine somme d'accidents qui forcent à penser que c'est d'une excellence relative qu'il s'agit. Car, que doivent donc être les autres méthodes, pour que l'on soit réduit à considérer comme la meilleure celle qui laisse en perspective le délire nerveux, la brûlure plus ou moins étendue de la peau, le ténesme vésical, la rétention d'urine, l'hémorrhagie primitive ou consécutive, l'adénite inguinale, le resserrement de l'anus et une suppuration de six semaines à deux mois?

Il faut que nous ayons recours aux écrits de ceux-là mêmes qui ont préconisé cette méthode pour dresser ce tableau des accidents dus à l'opération. Car je déclare qu'en ce qui me concerne (et cela résulte des quatorze observations que j'ai recueillies) je n'ai, pour mon compte, noté que le rétrécissement de l'anus à un degré prononcé dans quelques cas, l'adénite, le ténesme vésical; mais j'ai eu beaucoup à me plaindre de la suppuration, qui, chez plusieurs sujets, s'est prolongée au delà de deux mois, ainsi que de l'excessive sensibilité des

(1) Un cas très curieux de récidive après emploi du fer rouge a été publié par le docteur Dusseris (*Gaz. des hôp.*, numéro du 15 juin 1857).

malades, sensibilité qui transformait en un véritable supplice les moindres attouchements de la région anale. Ainsi donc, les accidents consécutifs à la cautérisation, qu'on en présente le tableau complet avec tous ses développements, ou qu'on en fasse une peinture mitigée comme celle qui nous a paru ressortir de notre pratique, sont encore une chose assez considérable pour qu'on doive chercher le moyen de les éviter.

La méthode de l'écrasement linéaire, que nous avons employée avec un succès soutenu pour l'affection dont il s'agit, est exempte de tous ces inconvénients. Son usage compte un assez grand nombre de faits pour que l'on puisse, dès à présent, prévoir tout l'avenir qui lui est réservé. Nous indiquerons le manuel opératoire, qui est d'une extrême simplicité.

Dispositions préparatoires à l'opération.

Avant de procéder à l'opération, il est utile de débarrasser complétement l'intestin par des purgations répétées et suffisamment énergiques. Le tact du chirurgien lui fera facilement apprécier à quelles limites il doit s'arrêter à cet égard ; mais il importe de ne pas oublier que la plupart des sujets atteints d'affections douloureuses à la région anale, telles que cancer, fissures, bourrelets hémorrhoïdaux, sont habituellement constipés et présentent souvent une accumulation de matières fécales dures et sèches. Le but des purgations dont nous venons de parler est de débarrasser aussi complétement que possible l'intestin de tout ce qui pourrait devenir l'élément d'un amas fécal susceptible d'exercer des pressions douloureuses contre la plaie à laquelle donnera lieu l'ablation du bourrelet hémorrhoïdal. Une douche intestinale, donnée la veille et le jour même de l'opération, est un complément fort utile des purgatifs.

Nous avions à cœur de vérifier une opinion qui nous avait été suggérée par l'observation du malade de M. Rodenberg. Ayant eu à combattre chez ce malade la névralgie spasmodique du sphincter, une fistule à l'anus et une tumeur hémorrhoïdale, nous avions été surpris de l'excessive bénignité des suites de la triple opération. Nous avions attribué particulièrement l'absence des douleurs consécutives à ce que, dans le but de remédier à l'état spasmodique du sphincter, nous avions eu recours à la dilatation forcée de celui-ci préalablement à toute autre manœuvre opératoire. Nous nous étions proposé dès lors de ne point laisser échapper l'occasion d'arriver à connaître expérimentalement quelle était la valeur de la dilatation préalable du sphincter dans l'ablation des bourrelets hémorrhoïdaux, et l'effet que cette dilatation pouvait avoir sur les phénomènes douloureux qui succèdent à l'opération, soit pendant la défécation, soit pendant l'émission des urines, soit enfin dans l'intervalle de ces deux fonctions. Nous eûmes donc soin de recourir, chez quelques sujets, à la dilatation préalable et forcée du sphincter.

Nos prévisions, quant aux phénomènes douloureux, ont été vérifiées de la manière la plus complète. En effet, il n'est aucun des sujets opérés par nous pour des bourrelets hémorrhoïdaux annulaires, qui ait présenté l'absence de la douleur comme suite de l'opération au même degré que ceux qui ont subi la dilatation. Mais nous avons vu d'autre part, contrairement à nos prévisions, que si la dilatation du sphincter tempérait les douleurs qui succèdent à l'amputation du bourrelet, elle n'empêchait point l'adhésion des surfaces de la plaie intestinale. Non-seulement l'absence de douleurs a été remarquée dans l'intervalle des garde-robes, mais les premières selles qui ont eu lieu ont été exemptes de tout accompagnement douloureux.

De l'anesthésie pendant l'ablation des tumeurs hémorrhoïdales.

Chez tous les malades qui ont été soumis à l'emploi de l'écrasement linéaire pour le traitement des hémorrhoïdes, nous avons eu recours, excepté chez un seul, à l'inhalation du chloroforme. L'usage de cet agent au degré où il amène la tolérance anesthésique est encore plus nécessaire dans cette opération que dans beaucoup d'autres, par la raison toute simple que l'immobilité la plus complète doit être obtenue pendant tout le temps qu'exige la séparation de la tumeur. Or, on sait que pour une tumeur hémorrhoïdale volumineuse, le temps nécessaire est de dix à douze minutes. Nous disons que c'est à l'état de tolérance anesthésique que doit être amené le malade, parce que, si l'on s'est contenté d'obtenir l'insensibilité cutanée, le malade, bientôt réveillé, s'agite, se débat, souffre beaucoup, ce qui rend l'opération plus difficile et fait perdre, par la précipitation des battements du cœur, les avantages de l'effet antihémorrhagique du chloroforme. (Voyez à ce sujet nos *Recherches cliniques sur le chloroforme*, p. 2 et 7.)

D'un autre côté, la nécessité de prolonger l'anesthésie pendant dix à douze minutes ne permet pas de songer un seul instant à l'idée de maintenir les malades dans l'état de collapsus pendant un pareil espace de temps. Ce serait aller au-devant d'un danger auquel tout chirurgien prudent se gardera bien d'exposer ses opérés. L'anesthésie à l'état de tolérance est donc ici de rigueur.

Toutes les fois qu'il nous arrive d'opérer quelqu'un de ces sujets arrivés à un degré d'épuisement pareil à celui dont nous avons été témoin chez plusieurs malades, ce n'est jamais sans appréhension que nous posons la question de l'anesthésie par le chloroforme.

Nous nous demandons toujours si, chez des sujets arrivés à de telles prédispositions syncopales, nous n'allons point avoir à déplorer quelque catastrophe du genre de celles qui sont aujourd'hui connues de tous les chirurgiens. Nous n'avons cependant refusé le bienfait de l'agent anesthésique à aucun de nos opérés, et nous n'avons pas eu à le regretter ; mais aussi, que de précautions, de lenteurs et de ménagements n'avons-nous pas mis dans l'emploi de l'anesthésie !

Procédé opératoire.

Nous avons à étudier les instruments et le procédé en lui-même :

1° *Instruments;* 2° *Ecraseur droit;* 3° *Ecraseur courbe;* 4° *Erigne divergente à crochets aigus;* 5° *Erigne divergente à crochets mousses, ou érigne divergente annulaire complète et érigne divergente demi-annulaire.*

Procédé opératoire proprement dit.

1° *Attitude de l'opéré.* — Au lieu de cette attitude si pénible dans laquelle on place les opérés quand on emploie la cautérisation au fer rouge, attitude dans laquelle le malade repose sur un oreiller placé sous le ventre et doit avoir les cuisses fortement écartées, nous avons eu recours dans toutes nos opérations, sans exception, à une attitude simple et facile à maintenir, au décubitus latéral sur le côté droit. C'est tout simplement la même position que pour l'opération de la fistule à l'anus, avec cette différence que pour notre opération c'est toujours sur le côté droit que repose le malade. Cette précaution est pour nous de rigueur et prise en vue des exigences du chloroforme.

2° *Mise en relief de la tumeur.* — On peut avoir à opérer des tumeurs hémorrhoïdales dont les unes forment déjà une saillie à l'extérieur du rectum, tandis que les autres sont tout entières contenues dans la cavité de l'intestin. En outre, la tumeur peut former soit une saillie latérale, soit un bourrelet circulaire.

Pour attirer au dehors un bourrelet intra-rectal, ou augmenter la saillie d'un bourrelet externe, j'ai recours à l'emploi de l'érigne divergente multiple.

Toutefois, quand l'hémorrhoïde est latérale, on peut l'amener au moyen d'un ou de deux doigts introduits dans l'intestin.

Parmi les tumeurs hémorrhoïdales, il en est, ainsi que

cela a été noté, dont la muqueuse seule forme l'enveloppe, ce sont les hémorrhoïdes internes. Il en est d'autres dont l'enveloppe est en grande partie formée par la muqueuse, mais qui empruntent aussi à la peau du pourtour de l'anus une portion qui concourt à former la paroi enveloppante du sac hémorrhoïdal. Ce genre de tumeur constitue ce que nous appelons une hémorrhoïde *cutanéo-muqueuse*, tandis que nous réservons le nom d'hémorrhoïde *muqueuse* à celle qui n'emprunte rien à la peau pour se recouvrir.

Eh bien, supposons une hémorrhoïde cutanéo-muqueuse. L'anneau que représente la ligature métallique de l'appareil à écrasement linéaire doit tomber, d'une part, sur l'encoche que présente la muqueuse, et, d'autre part, sur la limite de la portion de peau qui concourt à former l'enveloppe de l'hémorrhoïde. L'hémorrhoïde est-elle purement muqueuse, l'anneau embrasse le pédicule sans comprendre aucune portion de peau.

Le doigt indicateur, portant à sa base une anse de fil très largement ouverte, est introduit dans la cavité du rectum. Courbé à sa dernière phalange en manière de crochet, il ramène vers l'extérieur de l'anus la tumeur hémorrhoïdale sans toutefois sortir de la cavité. L'anse de fil est alors refoulée par un aide, de manière à être glissée sur la convexité de l'ongle de l'opérateur jusqu'au lieu où le tranchant de cet ongle marque le point où va être formé le pédicule. C'est alors que l'on serre le collet de la tumeur au moyen du fil et qu'on la pédiculise de manière à permettre l'application directe de l'appareil à écrasement linéaire. Quand on opère chez une femme, le doigt introduit dans le vagin permet de repousser au dehors la muqueuse pour mieux saisir celles des hémorrhoïdes qui se trouvent correspondre à la paroi recto-vaginale.

Lorsque le chirurgien éprouve des difficultés trop grandes à faire saillir au dehors, par le seul secours des doigts, une hémorrhoïde placée latéralement, il a recours à l'emploi de l'érigne divergente latérale.

Si le bourrelet est complétement annulaire, on doit procéder différemment. Le chirurgien, armé de l'érigne divergente à six branches, érigne qu'il tient fermée, la fait pénétrer dans le centre du bourrelet hémorrhoïdal. Il ramène à lui la canule pour que l'écartement des branches de l'érigne puisse s'effectuer librement, et, afin de rendre cet écartement plus complet et plus stable, il exerce une traction sur la tige centrale de l'instrument, et par conséquent sur le bouton par lequel cette tige se termine. Une fois l'érigne bien implantée, ce que l'on reconnaît au moyen d'une traction modérée, puis un peu plus forte, on fait jeter par un aide une anse de fil, qui a pour objet d'embrasser circulairement à sa base la tumeur hémorrhoïdale tout entière, afin de la pédiculiser. Cette anse de fil peut être serrée directement par un double nœud, ou bien par l'emploi d'une canule à serre-nœud ordinaire.

Aussitôt que cette ligature a été serrée, on met en place, sur le pédicule qui vient d'être formé, la chaîne de l'écraseur. Après quoi l'on met l'instrument en jeu, d'après les règles formulées ailleurs, jusqu'à séparation complète de la tumeur hémorrhoïdale.

Il est à remarquer que plus on attire à soi le bourrelet, plus il tend à former un pédicule sur lequel on applique une ligature en masse. Après quoi l'on fait agir sur la partie pédiculée la chaîne de l'écraseur linéaire, de sorte qu'on opère la séparation en une seule fois.

L'utilité de l'érigne divergente apparaît surtout dans les cas où, les tumeurs hémorrhoïdales ne manifestant leur existence par aucune saillie variqueuse externe, il faut les amener au dehors pour en pratiquer l'extirpation.

Pédiculisation de la tumeur avant son écrasement.

Il est bien entendu aujourd'hui, quelle que soit la méthode de traitement que l'on emploie, que la première chose à faire, quand on veut attaquer une tumeur hémorrhoïdale, c'est de la pédiculiser. En agissant ainsi, on concentre les difficultés opératoires sur un seul point, et l'on rend par ce moyen l'action chirurgicale beaucoup plus sûre et plus efficace.

L'emploi d'une ligature pour la formation du pédicule est un moyen accessoire auquel nous ne négligeons jamais de recourir.

Ce moyen pourrait paraître superflu, en ce sens que la chaîne de l'écraseur semble être à elle seule un élément plus que suffisant pour former le pédicule de la tumeur : c'est là une erreur, et voici en quoi la ligature préalable est utile et même indispensable. On pourra voir dans l'une de nos observations, par exemple, qu'au moment où cette ligature avait été appliquée, on avait bien vite reconnu qu'elle avait compris dans son anneau une des branches de l'érigne multiple. Couper cette ligature et en réappliquer une seconde fut l'affaire d'un instant. Mais supposez qu'au lieu d'une ligature préalable on eût appliqué d'emblée la chaîne à écrasement : n'est-il pas évident qu'on eût brisé l'un des crochets, ce qui eût amené de sérieuses difficultés pour terminer l'opération ? La ligature préalable est donc utile pour former le pédicule. Elle est indispensable comme moyen de vérifier que les crochets de l'érigne multiple ne sont point compris dans la chaîne de l'écraseur.

Écrasement proprement dit.

Une fois placé, l'écraseur est mis en jeu de manière à exercer une constriction de plus en plus forte. Si l'on se hâtait de pousser cette constriction à sa dernière limite, on ferait une section beaucoup trop prompte du pédicule de l'hémorrhoïde, et l'on rentrerait presque dans les conditions de l'excision, avec cette différence capitale toutefois que la solution de continuité qui s'obtient par l'écrasement n'expose pas à l'hémorrhagie ainsi que la section faite à l'aide de l'instrument tranchant. Mais, au lieu de procéder par une constriction prompte, on agit graduellement, on donne le temps à un coagulum de se former au-dessus du lieu où la solution de continuité devra porter, on condense peu à peu les tissus de manière à écraser le pédicule de la tumeur, et quand, après avoir étreint de plus en plus ce dernier, on arrive à obtenir la séparation complète de l'hémorrhoïde, on constate qu'il ne s'écoule pas de sang.

Il était permis de penser que l'écrasement du pédicule de la tumeur se faisant dans l'espace en somme assez court de sept, huit, dix minutes, la condensation des tissus n'aurait sur l'écoulement du sang qu'un effet temporaire et que, les vaisseaux redevenant béants, ce mode opératoire exposerait à l'hémorrhagie. Mais l'expérience n'a nullement confirmé ces prévisions. Non-seulement il n'y a aucune hémorrhagie, mais les quelques gouttes de sang qui s'écoulent consécutivement à l'opération n'apparaissent que lors de la première selle. Que le bourrelet hémorrhoïdal ne donne pas de sang veineux, cela n'a rien de bien extraordinaire, parce que quelquefois le sang est coagulé par des inflammations antérieures dans les anses hémorrhoïdales : mais ce qui appartient en propre au procédé, c'est l'absence d'hémorrhagie artérielle, c'est l'absence d'hémorrhagie veineuse, même alors que les veines sont perméables, dans des points où le sang se trouve à l'état liquide et en pleine circulation. D'ailleurs, à ceux qui objecteraient que si l'écrasement ne produit pas d'hémorrhagie, cette immunité est due peut-être à ce que le sang est coagulé dans les tumeurs que l'on divise, il suffirait de rappeler que, quand on ose couper avec le bistouri les tumeurs hémorrhoïdales, il survient des hémorrhagies terribles.

Durée de l'opération. — Chez certains malades nous avons obtenu la séparation de la tumeur dans l'espace d'une à deux minutes, mais ce sont des exemples rares, et que nous n'engagerions pas à imiter.

Nous croyons qu'il faut toujours se soumettre à la règle que nous avons adoptée à l'égard des tumeurs vasculeuses, et qui consiste à ne faire marcher l'instrument que dans la proportion d'un quart de minute pour chaque cran de la crémaillère. Nous n'avons pas été conduit à conseiller l'application de cette règle par la crainte des hémorrhagies, mais nous croyons qu'une mesure uniforme est utile pour la pratique, en ce sens qu'elle exclut l'arbitraire et qu'elle évite au praticien l'embarras de décider si, pour tel ou tel cas en particulier, il accélérera ou retardera la marche de l'instrument.

On peut ralentir encore la marche de l'instrument quand on a la sensation d'un écrasement un peu trop rapide. — Toutes les personnes qui ont vu pratiquer l'ablation des bourrelets hémorrhoïdaux par notre procédé sont frappées d'un contraste bien remarquable, quand elles mettent l'absence de toute perte de sang ou l'exiguïté de ces pertes en regard de cette espèce d'éponge sanguine dont il semble que le sang va ruisseler de toutes parts, au moment où la tumeur, attirée par l'érigne à branches multiples, s'épanouit en un énorme champignon dont les mamelons, plus gros que le pouce, ressemblent à des cotylédons placentaires.

Dans de pareilles conditions, il n'est guère de chirurgien, si osé qu'on le suppose, qui ne recule devant l'idée de porter l'instrument tranchant sur une pareille masse vasculaire. On comprend dès lors combien est grave le traitement opératoire d'une tumeur semblable par toute autre méthode que celle dont il s'agit en ce moment.

Suites de l'opération. — C'est par l'étude attentive des suites auxquelles elle donne lieu qu'une opération peut s'apprécier d'une manière véritablement pratique. Examinons donc les conséquences de l'écrasement linéaire.

L'impression générale qu'on retire de la lecture des observations relatives à cette méthode, c'est celle d'une bénignité relative extrêmement remarquable.

Nous avons employé l'écrasement dans les conditions les plus défavorables : tantôt eu égard à l'âge ; plusieurs sujets, âgés de soixante-huit ans, figurent dans nos relevés, entre autres une femme, chez laquelle la longue durée des accidents hémorrhoïdaires, l'état de dépérissement profond dans lequel était tombée la malade, eussent contre-indiqué formellement, pour nous du moins, l'emploi de toute méthode qui eût donné lieu au traumatisme que supposait l'ablation d'une pareille tumeur par tout autre moyen que l'écrasement. Il en eût été de même de tout procédé qui eût donné lieu à des douleurs vives ou prolongées, à une suppuration abondante ou durable, en un mot à tout ce qui pouvait causer un ébranlement notable sur une organisation aussi débilitée.

Grâce à l'écrasement et à l'état de tolérance anesthésique obtenu pendant toute la durée de l'opération, il nous a été possible d'éviter tout accident fâcheux.

Tantôt eu égard à des conditions considérées comme étant généralement défavorables aux suites des opérations, l'allaitement par exemple. Chez une de nos opérées deux circonstances sont à noter. La première est relative aux conditions où se trouvait notre opérée qui allaitait son enfant âgé de trois mois. Or, il est à remarquer que les suites de l'opération ont été tellement simples que, dès le lendemain, la malade a pu offrir le sein à son nourrisson, et qu'à dater de ce moment, l'allaitement n'a plus subi aucune interruption. De plus, le chloroforme absorbé par la mère avant l'opération n'a paru exercer aucune influence sur l'enfant, qui n'a point dormi plus que d'ordinaire après avoir teté dans la journée qui a suivi l'opération.

Tantôt, enfin, eu égard à la détérioration profonde et à l'épuisement extrême de la constitution. Plusieurs de nos observations font un tableau alarmant de l'état des malades.

Ce qui confirme encore l'idée de la presque innocuité de l'opération, c'est ce qui a lieu chez certains sujets. Il en est chez lesquels on voit qu'il n'a existé aucune espèce de trouble dans les fonctions des voies urinaires et que, de plus, il y a eu des selles très faciles et cicatrisation presque complète vers le cinquième jour. Que l'on compare de pareils faits à ceux de la cautérisation sous quelque forme qu'elle soit employée, et l'on verra, d'après le simple récit des observations, quels sont les avantages de l'écrasement linéaire.

Cette bénignité est plus marquée encore lorsque, ce qui est

bien rare, on se trouve conduit à pratiquer quelque nouvelle ablation partielle chez un sujet déjà opéré.

Nous avons eu, d'autre part, occasion de constater combien les opérations secondaires offraient de bénignité, puisque l'ablation d'une portion qui avait été laissée de côté dans la première opération n'a pas donné lieu au plus léger accident.

Enfin, nous ajouterons que l'opération devient un véritable bienfait immédiat dans les cas où l'état des malades est rendu insupportable par l'existence d'une inflammation suraiguë accompagnée de douleurs atroces et de sphacèle commençant.

Un élément important à noter dans l'appréciation de la valeur comparative des diverses méthodes, c'est la durée de la douleur consécutivement à l'opération. Généralement, nous avons constaté que dans la première heure qui suit l'opération il existe des douleurs assez vives; mais bientôt elles s'apaisent, et font place alors à un calme complet. Il est loin d'en être ainsi après la destruction des hémorrhoïdes par le fer rouge.

La cautérisation par le caustique occasionne aussi des douleurs beaucoup plus prolongées que celles produites par l'écrasement, et il est facile d'en comprendre la raison. En effet, quelque soin qu'on mette à prévenir la diffusion du caustique, il est très rare qu'une petite quantité de celui-ci ne s'étale pas sur les parties de la muqueuse avoisinant le lieu précis de l'opération, et alors les malades éprouvent une cuisson qui se prolonge au moins pendant plusieurs heures. Du moins, c'est là ce que nous avons conclu de nos propres observations et de celles qui appartiennent à d'autres chirurgiens. On voit, en effet, dans l'une des observations d'Amussat, que le malade dut séjourner dans un bain excessivement prolongé.

Il y a parfois, après l'emploi de l'écrasement linéaire, quelques douleurs analogues à celles que toute solution de continuité à l'anus, si petite qu'on la suppose, ne manquerait certainement pas de produire lors de la défécation.

La suppuration, quand elle existe, consiste en un suintement très faible, une sorte d'humidité muqueuse, et aucun trouble ne s'observe dans les fonctions de l'opéré.

Pertes de sang après l'écrasement appliqué au tumeurs hémorrhoïdales. — Généralement il est nul, dans certains cas il est insignifiant, dans quelques cas exceptionnels s'observent deux ou trois selles sanguinolentes; chez deux ou trois malades s'est rencontré, immédiatement après l'opération (le malade étant reporté dans son lit), une perte de sang assez notable, sans qu'elle ait jamais nécessité l'emploi du fer rouge et sans qu'elle ait amené aucun accident sérieux.

Quant aux hémorrhagies consécutives, ceci est absolu, il n'y en a jamais eu aucune trace.

Lorsque pendant l'ablation des tumeurs il s'écoule du sang, le liquide provient non point de la section elle-même, mais des piqûres que les branches de l'érigne produisent sur la tumeur qui va être enlevée et qui déjà est soustraite à l'influence de la circulation générale.

Forme de la cicatrice. — Chez une malade qui, ayant eu quelques difficultés pour la défécation après l'écrasement, rentra à l'hôpital, nous avons constaté une disposition particulière de la cicatrice qui succède à l'opération.

Il existait deux anneaux ou diaphragmes séparés l'un de l'autre par une hauteur de un centimètre et demi. Ces brides annulaires étaient très peu épaisses. Elles étaient formées, la plus profonde par la bordure supérieure de la plaie faite à la muqueuse, la moins profonde par le bord de la section faite à la peau. Ces deux anneaux n'ont offert aucune résistance à la dilatation. Nous avons donc été autorisé à penser que les difficultés dans la défécation tenaient, chez cette malade, à d'autres causes qu'à la présence de ces cicatrices fines, délicates et souples, et qu'elles dépendaient principalement d'un état d'hyperesthésie ou de spasme du sphincter, spasme que nous avons rencontré chez quelques-uns de nos opérés.

Nous avons à signaler un point très important relatif aux suites de l'ablation en un seul temps de la totalité des bourrelets hémorrhoïdaux circulaires. Nous voulons parler du travail adhésif cicatriciel qui, chez certains sujets, s'établit immédiatement après l'opération à un degré suffisant pour produire l'occlusion immédiate de l'orifice anal, occlusion facile, il est vrai, à prévenir, mais qui, pour être évitée, exige certaines précautions que le chirurgien doit connaître.

Parmi les observations que nous possédons, il en est une, celle de madame Horry, rue Saint-Denis, 174, à Paris qui prouve que la section d'un bourrelet hémorrhoïdal peut être suivie d'une adhésion complète avec oblitération momentanée de l'extrémité inférieure du rectum. Cette adhésion a des inconvénients. Toutefois, au bout de vingt-quatre heures, comme les adhérences sont très récentes, on peut les décoller sans violence. Ce dernier parti me semblerait assez proposable. L'expérience peut seule nous éclairer à ce sujet.

On peut, ou bien immédiatement après l'opération établir une mèche, ou bien ne la mettre qu'au bout de vingt-quatre heures, ou enfin diviser le bourrelet de manière à écraser chaque moitié séparément.

Le placement d'une mèche immédiatement après l'opération peut avoir l'inconvénient de décoller des parois vaculaires qui viennent d'être adossées entre elles il n'y a qu'un instant, et ce décollement peut avoir pour conséquence une hémorrhagie.

Mettre la mèche au bout de vingt-quatre heures expose moins à l'hémorrhagie.

Mais, qu'on arrive au but, soit par le placement immédiat de la mèche, soit par son placement au bout de vingt-quatre heures, soit par l'opération faite en deux moitiés, ce qu'il y a de certain, c'est que des précautions doivent être prises à cet égard.

Nous croyons donc que, dès le lendemain de l'opération, il est indispensable de s'assurer de la perméabilité de l'intestin, sous peine de voir survenir quelques accidents. Peut-on se contenter d'un simple décollement? Doit-on, sur-le-champ, mettre une mèche? C'est là un point sur lequel des observations ultérieures pourront seules nous édifier. Du reste, nous ne parlons ici que des phénomènes d'occlusion qui succèdent immédiatement à l'opération ; car c'est une des choses vraiment remarquables du procédé opératoire auquel nous avons recours, que l'absence complète de tout rétrécissement ultérieur durable. C'est là, il faut le dire, l'une des grandes supériorités de l'écrasement sur la cautérisation.

Un élément très important encore dans la comparaison qu'on peut faire des diverses méthodes pour la destruction des tumeurs hémorrhoïdales, se déduit de l'étude de la constipation à la suite de l'emploi des divers procédés. Tandis que presque tous les malades qui ont été opérés par la cautérisation sous ses diverses formes sont assujettis, par suite de la formation inévitable des tissus inodulaires, à une constipation rebelle, nous avons presque constamment observé qu'à la suite de l'écrasement linéaire les cicatrices souples qui succèdent à l'opération n'opposent aucun obstacle sérieux et durable au libre exercice de la défécation. Les seuls cas où il ait été nécessaire de récourrir à l'emploi des mèches sont ceux dans lesquels il y avait, antérieurement à l'opération, un état de phlegmasie chronique qui avait profondément modifié les conditions anatomiques des tissus sur lesquels avait dû porter l'instrument. C'est ce qui eut lieu dans l'observation de la femme Émilie Wartet (Voy. *Traité de l'écrasement linéaire*), et c'est là ce qui explique la nécessité où nous nous trouvâmes de recourir à l'emploi des mèches pendant quelque temps. Et encore est-il à noter que, même chez cette malade, le resserrement dû à la cicatrice était assez peu prononcé pour permettre l'issue de matières fécales globuleuses, ainsi que cela est noté à plusieurs reprises dans l'observation.

Une circonstance qui doit être relevée dans quelques observations c'est l'existence d'un énorme bloc fécal, qui, huit ou dix jours après l'opération, rendait complétement impuissante l'action des lavements et des purgatifs répétés. Nous avons déjà signalé l'inertie de l'intestin et la largeur considérable de l'ampoule rectale chez les sujets hémorrhoïdaires,

Lorsqu'au milieu de pareilles conditions on vient, dans un but analeptique, à prescrire aux malades une alimentation exclusivement tonique et presque entièrement composée de substances animales, on peut donner lieu à la production d'un bloc fécal qui défie l'action des purgatifs et celle des lavements ordinaires. Dissocier cette masse compacte par le secours de la curette, faire pénétrer le liquide des douches intestinales au-dessus des matières à expulser, et cela à l'aide d'une très longue canule élastique, tels sont les moyens qui nous ont le mieux réussi. Nous avons acquis la preuve que les douches, même les plus énergiques, si elles sont poussées à travers les canules de longueur ordinaire, restent impuissantes, et voici pour quel motif.

L'orifice de la canule vient heurter contre la substance de l'amas fécal sans le traverser de part en part ou sans le contourner, et l'impulsion la plus vive donnée au liquide n'amène aucun résultat.

Il faut donc recourir à des canules très longues, qui, contournant le bol fécal ou le perforant de part en part, conduisent le liquide au-dessus de lui, de manière à en provoquer l'expulsion.

En résumé, aucun des sujets que nous avons opérés n'a présenté de suites vraiment fâcheuses dans les fonctions de la défécation. Mais nous ne disons pas, cela est bien entendu, que, dans les temps qui ont suivi l'opération, l'émission des matières fécales n'ait pas été douloureuse. Nous reconnaissons même que, chez quelques malades, il a été utile de placer une mèche. Mais, à part cette seule précaution, aucun des sujets opérés n'a conservé, à la suite de son traitement, ces cicatrices douloureuses et résistantes qui succèdent à la destruction des tumeurs hémorrhoïdales par la cautérisation. Aucun n'a jamais eu besoin d'un traitement ultérieur relatif à des difficultés quelconques de la défécation.

Eu égard à la durée nécessaire pour la guérison, nous ferons remarquer qu'on se ferait une idée très fausse de la rapidité de la convalescence et de la guérison, si l'on s'en rapportait, sans explication aucune, à la durée du séjour des malades dans nos salles après l'opération. Nous avons l'habitude de garder à l'hôpital le plus longtemps possible les malades opérés par écrasement linéaire. En agissant ainsi, nous avons un triple but. Nous nous proposons : 1° de contrôler pendant tout le temps nécessaire le résultat définitif de l'opération; 2° de surveiller la manière dont se rétablit l'exercice de la défécation; 3° de remédier à l'anémie profonde dans laquelle sont plongés la plupart des sujets que nous opérons pour des bourrelets hémorrhoïdaux, et il faut savoir que chez quelques-uns la reconstitution du fluide sanguin ne s'opère qu'avec lenteur et difficulté.

Si les motifs que nous venons d'indiquer n'existaient pas, ce n'est pas au bout de quinze, vingt et soixante jours que les malades quitteraient l'hôpital. La plupart seraient en état de regagner leur domicile au bout de quelques jours seulement, témoin le malade de M. Rodenberg, tant les accidents locaux qui succèdent à l'écrasement sont simples et inoffensifs.

La plupart du temps, la plaie n'exige point de pansement et ne réclame que quelques soins de propreté.

Les deux premiers jours après l'opération, application d'un bandage en T soutenant quelques compresses d'amadou, puis tout le pansement consiste en la simple précaution de saupoudrer avec de l'amidon la région anale.

Eu égard à la direction des suites de l'opération des hémorrhoïdes par écrasement linéaire, il est quelques points sur lesquels il est nécessaire d'avoir une conduite et une opinion bien arrêtées.

Décollement des lèvres de la plaie. — Nous avons déjà dit que, pour s'opposer à l'occlusion de l'intestin par adhésion immédiate des lèvres de la plaie, on devait dès le lendemain de l'opération, et surtout lorsque dans les premières vingt-quatre heures le malade n'a pas rendu de gaz, introduire très doucement à travers l'anus l'extrémité d'une algalie ou d'une sonde. Cette manœuvre doit être exécutée avec les plus grandes précautions. Nous pensons même que la présence des yeux près de l'extrémité de l'algalie ou de la sonde donnant lieu à quelques inégalités à la surface de l'instrument, il serait préférable d'employer une bougie parfaitement mousse à son extrémité, aussi bien que sur tout son pourtour.

2° A quelle époque doit-on tenter le décollement? C'est après les premières vingt-quatre heures, si le malade n'a pas rendu de gaz. Dans le cas où des gaz sont sortis facilement, on doit se dispenser de cette manœuvre.

3° A quelle époque doit-on provoquer la première selle et par quel moyen? Sauf les cas exceptionnels, la première selle ne doit être provoquée que soixante-douze heures après l'opération.

Pour éviter l'introduction plus ou moins douloureuse de la canule, nous croyons qu'il faut préférer l'emploi du purgatif à celui des lavements, si l'on a affaire à des malades d'une susceptibilité excessive. Quand les lavements peuvent être donnés sans de vives douleurs, l'emploi de la douche intestinale est encore une pratique fort utile.

4° Quel est le meilleur purgatif après l'amputation des bourrelets hémorrhoïdaux par l'écrasement linéaire? Dans les premiers temps, j'employais l'eau de Sedlitz; mais j'ai cru reconnaître plus tard que ce purgatif donne lieu à des selles trop nombreuses et trop irritantes, à raison de la cuisson qu'elles produisent : 16 grammes d'huile de ricin m'ont paru être le purgatif le meilleur en pareille circonstance.

La première selle qui succède à l'ablation d'un bourrelet hémorrhoïdal est toujours pour le malade une cause de douleur et quelquefois d'appréhension exagérée. Elle est en quelque sorte ce qu'était avant le pansement par occlusion ce qu'on appelle la levée du premier appareil après l'amputation des membres.

Quel doit être le régime des opérés après l'ablation des tumeurs hémorrhoïdales? Il doit être tel que les évacuations soient retardées autant que possible et que rien dans ce régime ne favorise le développement des gaz intestinaux. D'un autre côté, il y a utilité manifeste à soutenir et à réparer les forces du sujet qui est presque toujours plus ou moins épuisé.

L'alimentation sera donc tonique, peu abondante, exclusivement composée de substances qui donnent un faible résidu fécal ; dès lors : consommés, côtelettes, interdiction des légumes, surtout de ceux qui appartiennent à la classe des farineux.

Conclusions.

1° Les accidents anémiques auxquels peut donner lieu l'existence d'un bourrelet hémorrhoïdal volumineux sont des causes de méprises diagnostiques, consistant à croire qu'il existe des affections viscérales de la poitrine ou de l'abdomen.

2° Quelque grave que paraisse l'état d'un malade atteint de tumeurs hémorrhoïdales, il ne faut pas renoncer à l'opération, celle-ci pouvant devenir le point de départ d'une amélioration tout à fait inattendue (voyez Obs. de Peigné).

3° Les accompagnements locaux de l'affection hémorrhoïdaire sont : 1° les fistules à l'anus ; 2° les abcès à l'anus ; 3° la fissure anale avec ou sans spasme du sphincter ; 4° des dilatations ampullaires considérables du rectum ; 5° des hernies abdominales, soit simples, soit multiples ; 6° des rétrécissements uréthraux.

4° Parmi ces accompagnements, les uns remplissent à l'égard des hémorrhoïdes le rôle de causes (rétrécissement uréthral), les autres se présentent comme effet de l'existence des hémorrhoïdes (abcès, spasmes du sphincter); d'autres enfin, comme l'engorgement prostatique, jouent le double rôle de cause et d'effet à la fois.

5° L'usage préalable des purgations et des douches intestinales est de rigueur avant l'ablation des tumeurs hémorrhoïdales par l'écrasement linéaire.

6° Les malades qui vont être soumis à l'ablation de tumeurs hémorrhoïdales par la méthode de l'écrasement doivent toujours être amenés à l'état de tolérance anesthésique par l'emploi du chloroforme.

7° On ne doit jamais appliquer l'écrasement linéaire aux tumeurs hémorrhoïdales sans les avoir préalablement pédiculisées.

8° On peut pédiduliser les tumeurs hémorrhoïdales latérales sans autre secours que l'extrémité des deux doigts indicateurs, dont l'un, courbé en manière de crochet, ramène la tumeur du dedans au dehors, tandis que l'autre fait contre-appui à la limite cutanée du bourrelet hémorrhoïdal.

9° La ligature préalable, pour la pédiculisation des tumeurs qui vont être soumises au broiement linéaire, est non-seulement utile, mais même indispensable.

10° Chez tous les sujets qui doivent être soumis à l'ablation de tumeurs hémorrhoïdales, il importe de recourir à un cathétérisme uréthral préalable; cela dans le double but d'une exploration d'abord, puis d'une préparation utile pour les cas possibles où le cathétérisme deviendrait indispensable.

11° L'ablation des bourrelets hémorrhoïdaux circulaires se fait d'une manière complète en une seule fois par le concours de l'érigne à branches multiples et de l'écraseur.

12° Lorsque l'écrasement est conduit avec les précautions que nous avons indiquées, on peut obtenir la séparation des tumeurs hémorrhoïdales sans effusion de sang.

13° L'ablation des tumeurs hémorrhoïdales par l'écrasement linéaire permet d'étudier anatomiquement la structure intime de ces tumeurs.

14° L'absence d'hémorrhagie consécutive doit être considérée comme un fait absolu à la suite de l'écrasement linéaire, quand celui-ci est pratiqué avec les précautions dont nous avons parlé.

15° L'absence d'hémorrhagie primitive, à la suite de cette opération, est un fait très général, mais non absolu.

16° La suppuration de la plaie qui succède à l'écrasement

linéaire est presque nulle; elle consiste dans le suintement très faible d'une humidité muqueuse.

17° La douleur qui succède à l'ablation des tumeurs hémorrhoïdales par l'écrasement linéaire est beaucoup plus courte que celle qu'on observe après les diverses méthodes de cautérisation.

18° Dans l'ablation par l'écrasement linéaire d'un bourrelet hémorrhoïdal circulaire, il arrive quelquefois que, dans l'espace des premières vingt-quatre heures qui suivent l'opération, il s'établit, par le travail adhésif, une occlusion complète de la plaie circulaire qui a été produite par l'instrument. Le chirurgien doit s'attacher à prévenir cette adhésion, dont l'effet est de clore l'extrémité de l'intestin rectum.

19° Les moyens de prévenir l'occlusion adhésive de la plaie circulaire sont : 1° l'introduction d'une mèche au moment même où l'opération vient d'être faite ; 2° l'introduction d'une mèche au bout de vingt-quatre heures; 3° la division du bourrelet en deux moitiés de manière à écraser chaque moitié séparément. De ces divers moyens, l'introduction d'une mèche au bout de vingt-quatre heures est celui auquel on doit donner la préférence.

20° Au bout de vingt-quatre heures après l'opération, il est nécessaire de s'assurer de la perméabilité de l'intestin, soit en opérant le décollement avec le doigt, soit en introduisant une algalie.

21° Dans la tuméfaction du ventre, qui succède, chez certains sujets, à l'ablation d'un bourrelet hémorrhoïdal volumineux, il importe de distinguer : 1° ce qui peut dépendre de la rétention d'urine, à laquelle on remédie sur-le-champ par le cathétérisme ; 2° ce qui peut tenir à la distension par inertie intestinale, distension qu'on fait cesser par l'introduction d'une sonde élastique propre à favoriser l'issue des gaz, 3° et enfin ce qui dépend d'une péritonite.

22° Aucun des malades opérés par écrasement linéaire, soit de tumeurs hémorrhoïdales latérales, soit de bourrelets circulaires, n'a jamais éprouvé jusqu'ici de difficultés sérieuses et durables dans les fonctions de l'intestin.

23° Chez beaucoup de malades opérés de tumeurs hémorrhoïdales par l'écrasement, les suites de l'opération sont tellement simples que, dès le troisième jour, ils sont en état de quitter l'hôpital et de reprendre leurs travaux. (Observations de Roux et de Phil. Claude.)

La très grande majorité peut se dispenser de garder le lit au bout des quatre premiers jours après l'opération. Au huitième jour, au plus tard, ils peuvent sortir.

OBSERVATIONS.

Observation 1.

Bourrelet hémorrhoïdal circulaire. Emploi de l'érigne à branches multiples. Ablation par écrasement linéaire. Guérison au bout de seize jours. — (Recueillie par M. Eugène Nélaton.)

Madame Horry, fabricante de capotes en baleine, demeurant rue Saint-Denis, 374, âgée de quarante et un ans, bien réglée, commença à éprouver, il y a six ans, un flux hémorrhoïdal qui dura, presque sans discontinuer, pendant cinq années consécutives, l'affaiblit beaucoup et la rendit anémique. Son médecin, M. le docteur Despréaux, parvint à suspendre les hémorrhagies pendant près d'une année à l'aide d'un traitement interne : pilules de ratanhia, de fer, etc. Mais depuis six semaines il s'est développé un bourrelet hémorrhoïdal saillant à l'extérieur, composé de quatre à cinq tumeurs arrondies, chacune de la grosseur d'une petite noix, se reliant entre elles par leur base, et qui sont le siége d'une exhalation sanguine assez abondante pour compromettre sérieusement la santé générale. C'est par suite de ces circonstances que la malade s'est décidée à l'opération.

Le 6 janvier 1855, on procède à l'extirpation du bourrelet par écrasement linéaire.

La malade est amenée à l'état de tolérance anesthésique au moyen du chloroforme. On commence par faire jaillir autant que possible la tumeur en introduisant dans le rectum une érigne à branches multiples et l'implantant au niveau de l'anus par un mouvement de traction. Cela fait, l'écraseur est appliqué au-dessus de la tumeur et mis en jeu ; une vive résistance est opposée à l'action de l'instrument par les tissus qui se gorgent bientôt de sang noir au-dessous du point de constriction.

Dans la crainte d'ouvrir une voie à l'hémorrhagie en sectionnant trop rapidement les tissus, et afin d'obtenir l'adhésion par mâchure des parois vasculaires artérielles et veineuses, on agit avec lenteur, et pour cela on ne fait avancer la crémaillère que d'un cran toutes les quinze secondes environ. De cette manière l'opération dure de vingt-cinq à vingt-six minutes.

La plaie presque linéaire résultant de l'opération ne donna pas une goutte de sang. Elle fut recouverte néanmoins de quelques rondelles d'amadou soutenues par des compresses et un bandage en T.

La dissection de la tumeur fit reconnaître qu'elle était constituée par la réunion d'un certain nombre de lobules qui tous, à l'exception d'un seul complétement œdémateux, offraient un lacis inextricable de canaux veineux de 3 à 4 millimètres de diamètre et à parois extrêmement minces. L'apparence bosselée de ces lobules leur donnait une ressemblance assez frappante avec les vésicules séminales ; seulement les canaux, au lieu de communiquer, comme dans ces dernières, tous les uns avec les autres, étaient fréquemment interrompus par des cloisons, comme on pouvait s'en assurer en les ouvrant en divers points. On en retirait alors tantôt un caillot unique, rougeâtre et arrondi, occupant une cellule close de toutes parts, tantôt un caillot un peu plus allongé et présentant comme appendices d'autres petits caillots provenant de cellules voisines en communication avec la première par un assez petit orifice. La muqueuse qui recouvre la tumeur devient extrêmement mince vers le point culminant des bosselures, de sorte qu'il est à peu près impossible de la séparer en ce point du paquet veineux ; en certains endroits, elle est même érodée et laisse à nu le tissu spongieux qu'elle recouvre, ce qui peut rendre compte de la transsudation facile du sang. Le lendemain de l'opération, 7 janvier, la malade dit avoir un peu souffert ; il n'y a eu aucun écoulement sanguin par la plaie ; peu de fièvre ; point de selles.

Le 8, en examinant la plaie, on s'aperçoit que les parois opposées du rectum ont contracté adhérence l'une avec l'autre ; on introduit avec précaution le doigt pour faire cesser cette agglutination, et aussitôt après la malade rend une selle.

Le 10, la malade est toujours calme, sans douleurs, sans fièvre.

Le 12, même état ; peu d'appétit. Cependant, madame Horry prend des bouillons et des potages depuis quelques jours. Elle se lève plusieurs heures pendant la journée.

Le 22, l'appétit est revenu. La malade commence à reprendre ses occupations habituelles, bien qu'elle n'ait pas encore recouvré toutes ses forces.

Elle ne se plaint d'aucune douleur du côté de l'anus, si ce n'est d'une cuisson légère qui se manifeste au moment des garde-robes. Quoi qu'il en soit, la guérison peut dès aujourd'hui être considérée comme complète.

Dans les premiers jours de février, la santé de la malade est complétement rétablie. Les selles s'effectuent avec facilité. La cicatrice est peu étendue, solide. Il n'y a pas de rétrécissement.

Observation 2.

Amputation d'un bourrelet hémorrhoïdal circulaire faite par l'écrasement linéaire.

M. Jarry, âgé de trente-six ans, commis voyageur, s'est aperçu depuis deux ans qu'il perdait du sang par les selles. En décembre 1855, les pertes sont devenues très abondantes et avaient lieu trois fois par jour. Le malade, qui était un homme vigoureux et bien musclé, est arrivé, sous l'influence de ces pertes sanguines chroniques et progressivement croissantes, à un état d'affaiblissement qui lui donne l'aspect cachectique.

C'est toujours en allant à la selle qu'il a des hémorrhagies anales. Il ne lui est arrivé qu'une seule fois d'être surpris par une irruption sanguine abondante qui inonda son pantalon sans qu'il eût eu conscience de cette évacuation.

Ce malade a consulté un grand nombre de médecins, quinze à dix-huit environ, mais comme il n'appelait leur attention que sur le mauvais état de ses voies digestives, sans leur parler des pertes de sang, il en est résulté qu'aucun d'eux ne s'est aperçu de l'existence de l'affection hémorrhoïdaire, et que toutes les médications ont été dirigées contre l'état de l'estomac et des intestins, aussi bien que contre la dyspepsie.

Ce n'est que dans ces derniers temps que M. le docteur Maheux, ayant interrogé et examiné plus complétement le malade, a enfin constaté l'existence de l'affection hémorrhoïdaire, caractérisée non-seulement par les pertes sanguines, mais encore par l'existence d'un bourrelet circulaire cutanéo-muqueux.

C'est ce bourrelet que j'ai enlevé par écrasement, le mardi 29 janvier 1856, assisté de M. le docteur Maheux.

Aucun accident et d'aucun genre n'a suivi l'opération. Sensation de cuisson pendant trois quarts d'heure ; puis tout à coup cessation de toute douleur.

Pas de dysurie consécutive ; nulle nécessité de sonder. Passage prompt et peu douloureux des gaz.

Quinze jours après l'opération, le malade est sorti de la maison de santé des frères Saint-Jean-de-Dieu, parfaitement rétabli. Les selles étaient faciles, l'émission des urines exempte de toute douleur ; le malade pouvait se livrer à la marche sans en éprouver ni gêne, ni fatigue.

Parmi les circonstances remarquables que contient cette observation, nous mentionnerons :

1° L'erreur de diagnostic commise par plusieurs médecins ;

2° La cessation subite de toute douleur trois quarts d'heure après l'opération ;

3° L'absence de toutes suites fâcheuses, même les plus prévues, telles que la dysurie, la rétention des gaz, la difficulté dans les garde-robes ;

4° Enfin, le rétablissement complet du malade quinze jours après l'opération.

Observation 3.

Tumeur hémorrhoïdale latérale compliquée d'accidents syphilitiques inoculables. Guérison préalable de ces accidents. Opération par écrasement. Guérison de la tumeur hémorrhoïdale.

Le 23 décembre 1855, la nommée Rossette, lingère, rue de Londres, 15, est entrée à l'hôpital La Riboisière. Cette femme eut, en 1849, un flux hémorrhoïdal sans tumeur ni douleur, puis resta cinq ans sans rien ressentir. Au mois de décembre dernier, survint à l'anus une tumeur hémorrhoïdale très douloureuse, mais, cette fois, sans écoulement sanguin. Cet état dura environ trois semaines. Pour calmer les douleurs, un médecin de la ville fit appliquer des sangsues au pourtour de l'anus ; mais soit que les sangsues eussent déjà servi sur un individu malsain, soit par toute autre cause, plusieurs des piqûres s'ulcérèrent et prirent un mauvais aspect.

C'est dans cet état que la malade entra dans nos salles ; elle ne paraît offrir aucun antécédent syphilitique. Les tumeurs hémorrhoïdales sont flétries, peu volumineuses, disposées en deux groupes latéraux occupant les bords de l'anus, et formés chacun de deux à trois petites bosselures de la grosseur d'un pois.

Avant d'enlever ces tumeurs, on voulut s'assurer de la nature spécifique des ulcérations grisâtres qui bordaient l'anus. Pour cela, on pratiqua sur la face interne de la cuisse gauche une inoculation qui fut bientôt suivie d'une pustule, puis d'une ulcération caractéristique. Dès lors, l'opération fut ajournée, et la malade soumise à un traitement général. Deux pilules de Sédillot ; cautérisation quotidienne des ulcères avec la solution de nitrate d'argent.

Le 2 février, on applique l'écraseur sur un seul groupe de tumeurs hémorrhoïdales, celui du côté gauche, après l'avoir pédiculisé à l'aide d'une ligature. L'instrument est mis en jeu et serré d'un cran toutes les quinze secondes. La tumeur se trouve détachée dans l'espace de dix minutes environ. Il ne s'écoule que quelques gouttes de sang.

La malade, qui avait été préalablement endormie, éprouve si peu de douleur après l'opération, qu'elle témoigne le désir de retourner à pied à son lit, ce qui, du reste, ne lui est point accordé. Pansement avec rondelles d'amadou, compresses, bandage en T.

Le 3 février, la malade a éprouvé de petites douleurs pendant une heure ou deux après l'opération ; puis, à partir de ce moment, indolence complète. Le pansement est laissé en place.

Le 4, la malade va à la selle et souffre beaucoup, mais la douleur se calme ensuite complétement.

Le 8, la petite plaie, de la largeur d'une pièce de 50 centimes, tend à se cicatriser ; point de douleur, si ce n'est au moment des selles. Santé générale excellente ; appétit.

Le 19, la cicatrisation est presque achevée ; douleurs à peu près nulles. On procède à l'ablation du second groupe de tumeurs. Celles-ci sont détachées en cinq ou six minutes par le même procédé que la première fois et sans plus d'écoulement sanguin. Il faut dire cependant qu'une demi-heure environ après l'opération, la malade commença à ressentir des douleurs assez intenses qui persistèrent pendant trois ou quatre heures.

Le 20, les selles ne sont plus douloureuses. La nuit s'est bien passée.

Le 21 et les jours suivants, même indolence de l'anus. Santé générale parfaite.

Le 1er mars, l'état général et local étant toujours excellent, la malade sort de l'hôpital, bien qu'il reste encore une petite plaie de la largeur d'une lentille, et un simple sentiment de pesanteur au fondement pendant une ou deux heures après chaque selle.

Observation 4.

Tumeur hémorrhoïdale annulaire énorme. Anémie et prostration profondes. Opération par écrasement linéaire. Guérison. — (Observation recueillie par M. Charnal.)

M. l'abbé Vencenti, vicaire à Passy, trente-huit ans, entre le 6 mars 1855 à l'hôpital La Riboisière, salle Saint Augustin, n° 18.

Ce n'est qu'en 1843 que ce malade s'aperçut qu'il avait des hémorrhoïdes, bien que, chaque année, au mois de septembre, et cela depuis son enfance, il perdît par le rectum une quantité assez considérable de sang.

De 1843 à 1845, les tumeurs hémorrhoïdales ne prirent pas de développement et ne donnèrent lieu qu'à l'hémorrhagie annuelle; mais pendant l'année 1845, les tumeurs augmentèrent beaucoup et devinrent douloureuses; les hémorrhagies furent beaucoup plus fréquentes et se renouvelèrent même plusieurs jours de suite.

Pendant près de dix ans, de 1845 à 1855, les choses restèrent dans le même état, c'est-à-dire, tumeurs hémorrhoïdales toujours volumineuses et très douloureuses, hémorrhagies toujours fréquentes.

Le 7 février 1855, après une perte de sang assez abondante, le malade fut pris de syncope et forcé, par la faiblesse et les pertes de sang presque continuelles, à prendre le lit, qu'il garda pendant un mois.

Cet état de souffrance si prolongé a profondément altéré la constitution et le moral du malade. Autrefois d'un caractère vif et gai, il est devenu sombre et taciturne, indifférent à tout et souvent assiégé par des idées de suicide. En même temps, la santé générale s'est affaiblie; les fonctions digestives sont souvent troublées; il existe une constipation opiniâtre et de plus une anémie profonde. A l'examen, on trouve un énorme bourrelet hémorrhoïdal circulaire, formé par une douzaine de tumeurs dont les unes, centrales, sont recouvertes par la muqueuse rectale, et les autres, périphériques, présentent une enveloppe cutanée. L'ensemble de ces tumeurs représente à peu près le volume d'un gros œuf.

Les six premiers jours que le malade passe à l'hôpital sont employés à combattre la constipation, à le préparer à l'opération que l'on se décide à pratiquer le 12 mars.

Le malade est endormi au chloroforme. L'érigne multiple est introduite fermée dans le rectum, puis ramenée ouverte au dehors de l'anus de façon à bien faire saillir à l'extérieur toutes les tumeurs hémorrhoïdales. Une forte ligature est placée vers le point d'implantation des tumeurs et au delà des crochets de l'érigne, de manière à former un pédicule que l'on embrasse alors avec la chaîne de l'écraseur dont l'anse est ensuite amenée à bonne constriction; puis on fait marcher l'instrument d'un cran à chaque quart de minute.

Dès le commencement de l'opération, il s'écoule une certaine quantité de sang; mais ce sang ne provient pas du lieu de la section: il est fourni par les tumeurs hémorrhoïdales, et se fait jour à l'extérieur par les piqûres que l'érigne a produites. En douze minutes et demie, les tumeurs sont complétement enlevées; la plaie a donné à peine quelques gouttes de sang.

Le pansement est fait avec quelques rondelles d'agaric maintenues par un bandage en T.

L'opération a été pratiquée en présence d'un grand nombre de confrères français et étrangers. Parmi eux, nous citerons M. le docteur Follin, chirurgien des hôpitaux et professeur agrégé à l'École de médecine, et M. le docteur Houël, conservateur du musée Dupuytren et membre de la Société de chirurgie.

Pendant toute la journée qui suit l'opération, le malade se plaint de douleurs très vives et est en proie à une grande agitation.

Le 12 mars au soir, mêmes douleurs; fièvre peu intense: pouls à 84; pas de selles; émission facile des urines.

Le 13 mars, distension de l'abdomen par des gaz qui ne peuvent sortir; douleurs toujours vives; pas de selles depuis l'opération; émission facile des urines; pouls à 96; peau assez chaude; pas de frissons. Le pansement est enlevé; l'anus semble oblitéré par l'adhésion des côtés opposés de la plaie. Le doigt détruit avec précaution les adhérences et rétablit l'orifice anal.

Dans la journée, le malade rend par l'anus une grande quantité de gaz; leur émission est très douloureuse; mais le soir le ventre est moins tendu.

Le 14 mars, mieux; plaie en très bon état; cessation des douleurs; on remarque qu'il existe encore une petite tumeur hémorrhoïdale qui, n'ayant pas été comprise dans la ligature, n'a pu être enlevée avec les autres. Eau de Sedlitz. Dans la journée, évacuations abondantes, mais douloureuses.

Le 15 mars, le malade n'ayant pas uriné depuis la veille, on pratique le cathétérisme qui donne issue à un litre et demi environ de liquide.

Les jours suivants on a encore recours au cathétérisme, et l'on administre alternativement au malade des purgatifs, des lavements et quelques bains, dans le but surtout de combattre l'état d'embarras gastrique qui existait avant l'opération, et qui a persisté depuis.

Le 27 mars, le malade urine sans sonde.

Le 9 avril, on enlève la petite tumeur qui avait échappé à l'action de l'appareil à écrasement. Cette petite opération se fait rapidement et sans occasionner de douleurs bien vives.

Les jours suivants l'état général est devenu satisfaisant; le malade se lève; retour de l'appétit et rétablissement de toutes les fonctions; l'anus est de temps à autre le siége d'une constriction, que l'on constate par le toucher et que l'on combat par les mèches de charpie; la gaieté est revenue avec les forces.

Le 4 mai, état général et local excellent: le malade marche toute la journée sans fatigue ni douleurs; la constriction anale diminue tous les jours.

Observation 5.

Tumeurs hémorrhoïdales compliquées de fistule à l'anus et de spasme douloureux du sphincter. Opération par écrasement linéaire. Guérison au bout de quatre jours.

Le nommé Roux, mécanicien, quarante-cinq ans, entre le 10 avril 1855 à l'hôpital La Riboisière, salle Saint-Augustin, 14.

Ce malade dit avoir des hémorrhoïdes depuis l'âge de vingt-quatre ans. Ainsi, à certaines époques ou après un travail un peu pénible, il ressentait quelques douleurs vers l'anus, et constatait alors dans cette région l'existence d'une petite tumeur qui, sous l'influence d'un jour de repos, disparaissait sans avoir donné lieu à aucun écoulement sanguin. Cela durait depuis vingt ans environ, lorsqu'il y a six mois, à la suite d'un travail forcé, la tumeur hémorrhoïdale reparut, et, pour la première fois, fut accompagnée d'un flux sanguin assez abondant. Depuis ce jour, et pendant six semaines environ, chaque effort de défécation donnait lieu à l'écoulement d'un verre de sang. Cet écoulement devint ensuite moins fréquent, mais la tumeur hémorrhoïdale persista, et conserva même une certaine sensibilité.

Depuis quatre mois, le malade, qui est ordinairement constipé, ressent chaque fois qu'il va à la selle une douleur vive à l'anus, douleur qui se manifeste le plus souvent un quart d'heure après la défécation, et se prolonge pendant un temps plus ou moins long, quelquefois même pendant cinq ou six heures. Il ne paraît pas exister de fissure.

Enfin, il y a un mois, le malade se fit ouvrir par son médecin un petit abcès de la marge de l'anus, sur le côté gauche et un peu en arrière de cet orifice. Depuis cette petite opération, il est resté une fistule par laquelle sortent des vents, mais qui n'a jamais livré passage à des matières fécales.

A l'examen, on trouve qu'il existe deux tumeurs hémorrhoïdales peu volumineuses et implantées sur le pourtour de l'anus. Toutefois, l'une d'elles a la grosseur d'une noix. On trouve aussi l'orifice externe de la fistule. L'exploration par le stylet fait reconnaître que cette fistule est complète, que son orifice supérieur s'ouvre au-dessus du sphincter, et que son trajet est situé en dedans du sphincter, c'est-à-dire sous la muqueuse (fistule intéro-sphinctérienne de M. Chassaignac). Enfin, le toucher rectal ne révèle l'existence d'aucune tumeur hémorrhoïdale interne; seulement, l'introduction du doigt est très douloureuse, et l'on sent parfaitement une forte constriction du sphincter.

L'état général est très bon; le moral n'est point affecté; seulement les douleurs, par leur intensité, forcent souvent le malade à suspendre son travail.

Le 13 avril, le malade est endormi au chloroforme, et l'on se dispose à pratiquer dans la même séance une triple opération : 1° la dilatation du sphincter; 2° l'incision de la fistule; 2° l'ablation des hémorrhoïdes.

1° La dilatation est faite par les deux index introduits dans l'anus (procédé Récamier).

2° Un stylet armé d'un fil est introduit par l'orifice externe de la fistule jusque dans le rectum, puis ramené à l'extérieur par l'anus. L'un des chefs du fil est fixé par un nœud à l'extrémité libre de la chaîne de l'écraseur, et sert à conduire cette chaîne dans le trajet de la fistule et à la ramener à l'extérieur par l'anus. Cette extrémité libre de la chaîne est ensuite fixée à la tige qui lui correspond, de manière à former une anse dans laquelle se trouve comprise l'espèce de pont qui sépare l'anus du trajet de la fistule.

L'instrument est mis en jeu, et, en une minute et demie, le pont dont il s'agit est détruit sans qu'il s'écoule une goutte de sang.

3° On passe ensuite à l'ablation des hémorrhoïdes. On saisit les tumeurs avec une érigne, et l'on tire un peu sur elles pendant qu'on place une forte ligature à leur point d'implantation pour former un pédicule. L'anse de l'écraseur est placée sur le pédicule ainsi formé, et amenée à bonne constriction. Faisant alors marcher l'instrument d'un cran à chaque quart de minute, on parvient à détacher les tumeurs en six minutes et demie, sans donner lieu à aucun écoulement de sang. On applique quelques rondelles d'agaric sur la plaie, puis on les maintient en place par un bandage en T.

Le soir, le malade est très bien; il ne souffre plus et n'a pas de fièvre.

Le lendemain, le malade a eu une selle qui n'a réveillé, du côté de l'anus, aucune sensibilité. Les jours suivants, le malade n'a éprouvé aucune douleur pendant la défécation. Il sort le 17 avril et se rend à pied à son domicile.

Observation 6.

Tumeur hémorrhoïdale annulaire. Hémorrhagies abondantes depuis deux ans. Anémie profonde. Ablation de la tumeur par écrasement linéaire. Guérison. — (Observation recueillie par M. Alfred Fournier, interne des hôpitaux.)

Boissard (François), âgé de quarante-huit ans, menuisier, entre à l'hôpital Lariboisière le 9 avril 1855.

C'est un homme de petite taille, d'une pâleur livide et d'une extrême faiblesse, qui contrastent avec un certain embonpoint, la largeur des épaules et le développement du système musculaire des membres. Il raconte qu'il a joui jusque dans ces derniers temps d'une constitution très robuste et d'une santé parfaite; son teint était coloré; il exerçait sans peine une profession dure et pénible, qui l'obligeait à se tenir sans cesse debout.

Il y a deux ans, il fut pris un jour, en allant à la selle, d'une perte sanguine abondante, dont il fut d'autant plus effrayé, qu'il n'avait jamais auparavant perdu de sang par l'anus. Cette hémorrhagie, au dire du malade, survint sans aucun indice précurseur, au milieu de la plus parfaite santé, sans même avoir été annoncée par quelques douleurs intestinales, quelque chaleur vers le rectum, etc. ; elle fut accompagnée, dans les quinze jours qui suivirent, par d'autres écoulements sanguins moins abondants; à chaque selle, le malade perdit, dans cette quinzaine, la valeur d'un demi-verre de sang.

Ces hémorrhagies, survenues coup sur coup, l'affaiblirent un peu ; mais doué d'une très bonne constitution, il ne se ressentit pas longtemps de cette faiblesse, et comme il n'éprouvait d'ailleurs aucune souffrance, il ne s'inquiéta pas davantage de cet accident. Il ne suivit donc aucun régime.

A dater de cette époque, chaque mois, à jour presque fixe, Boissard éprouvait des coliques assez vives, siégeant surtout vers la fosse iliaque gauche, avec pesanteur dans les lombes et chaleur vers l'anus; ces symptômes se jugeaient bientôt par l'écoulement d'une certaine quantité de sang. Malgré ces pertes de sang renouvelées chaque mois, la santé était parfaite; les forces se conservaient et permettaient au malade de continuer sa profession. Il paraît que chaque hémorrhagie mensuelle était suivie d'une augmentation très notable de l'appétit.

Dans la dernière semaine de février, l'écoulement sanguin prit une intensité qu'il n'avait pas encore présentée. Depuis cette époque, jusqu'au 9 avril, jour de son entrée à l'hôpital, le malade n'a pas été un seul jour exempt d'hémorrhagie. Les pertes sanguines accompagnaient chaque selle, et elles étaient devenues d'autant plus fréquentes que, sous l'influence de la congestion rectale, les garde-robes augmentaient toujours en nombre. La quantité de sang perdue était considérable et le malade l'évaluait par chaque selle à plus d'un grand verre ; quelquefois, dit-il, le sang coulait par jet, comme celui d'une saignée ; il était toujours pur et très vermeil.

Dès les premiers jours de cette hémorrhagie, le malade se sentit prodigieusement affaibli ; ses couleurs se perdirent très rapidement pour faire place à une pâleur toujours croissante ; l'appétit diminua beaucoup. Un tel état ne permit pas au malade de continuer sa profession. Il garda la chambre, et comme l'hémorrhagie continuait avec intensité, il se décida à entrer à l'hôpital, sur le conseil de M. le docteur Triboulet.

État actuel. — Le 10 avril, le malade accuse une extrême faiblesse ;

ses jambes le supportent à peine, et il a fallu le soutenir pour l'amener de l'entrée de l'hôpital jusqu'à son lit.

Aspect livide de la face. Teinte ictérique, s'étendant à tout le tégument externe. La sclérotique est d'un blanc mat très remarquable ; et cette coloration contribue encore à donner à la physionomie l'aspect d'une anémie des plus profondes. Ongles extrêmement pâles. Muqueuses décolorées ; la muqueuse conjonctivale est plutôt blanche que faiblement rosée.

Perte de l'appétit ; dégoût presque complet pour tous les aliments. Quelques douleurs de ventre. Peu de démangeaisons du côté de l'anus.

Respiration haute et fréquente. La parole est entrecoupée, semblable à celle d'un homme qui vient de courir ; le malade est forcé de reprendre haleine à chaque moment, et le moindre effort suffit pour l'essouffler.

A la suite des hémorrhagies qui ont eu lieu dans ces derniers jours, le malade a été pris plusieurs fois d'étourdissements, de vertiges ; néanmoins pas de défaillance complète. Pouls faible, très fréquent.

La percussion et l'auscultation ne révèlent aucune lésion du côté des poumons. La respiration se fait bien, mais elle est un peu faible.

Bruits du cœur normaux ; le premier bruit est prolongé, mais non soufflant. Quelques palpitations dans ces derniers temps. Absence complète de souffle carotidien. Ce résultat d'auscultation a été noté avec le plus grand soin et à plusieurs reprises.

Le sang qui s'écoule par l'anus est très aqueux et peu coloré ; il fait sur le linge une *simple tache rosée* dont les bords sont presque incolores.

L'examen extérieur ne fait reconnaître la présence d'aucune tumeur à l'anus ; mais le toucher rectal apprend l'existence, à l'intérieur du rectum et immédiatement au-dessus du sphincter externe, de tumeurs mollasses, peu saillantes, multilobées, constituées évidemment par des hémorrhoïdes.

Traitement. — Ferrugineux ; vin de quinquina ; pilules de ratanhia ; deux portions.

L'état du malade ne change pas dans les premiers jours ; seulement les pertes sanguines deviennent peut-être un peu moindres. M. Chassaignac, décidé à enlever les tumeurs, soumet le malade à l'alcoolature d'aconit, comme il a coutume de le faire avant toutes les opérations.

Le 19 avril, on procède à l'opération. Le malade étant endormi à l'aide du chloroforme, une érigne à branches divergentes est introduite dans le rectum, puis à ce moment les branches s'écartent et s'implantent dans la muqueuse rectale ; une faible traction exercée sur l'érigne amène au dehors les tumeurs hémorrhoïdales. La chaîne de l'écraseur linéaire est alors placée sur les parties ainsi entraînées au dehors de l'anus, et pédiculisées à l'aide d'une forte ligature. L'écrasement du pédicule commence ; il est achevé en onze minutes. L'opération ne donne lieu qu'à l'issue de quelques gouttes de sang provenant de la compression des tumeurs ; mais *pas une goutte de sang ne s'écoule de la plaie.*

Application d'amadou sur l'anus ; bandage en T.

Dans la journée, pas de douleurs, pas le moindre accident nerveux, pas de fièvre ; mixtion facile, sans douleur. Le malade dit avoir rendu des gaz par l'anus à plusieurs reprises depuis le moment de l'opération.

Le 20 avril, bon sommeil cette nuit ; calme ce matin. Pas de douleur, pas de fièvre.

Le 21, bon état. Le malade a eu, dans la soirée, une selle qui n'a pas été très douloureuse. La plaie est rosée, de bon aspect. Pansement au cérat. Même traitement interne.

Le malade continue à bien se trouver les jours suivants. Le 22, on place sans difficulté une mèche dans le rectum ; même pansement chaque matin. Le 25, quelques douleurs abdominales ; pas de selles depuis trois jours. Eau de Sedlitz. Le 26, l'eau de Sedlitz n'a produit aucun effet. Douche rectale. Une seconde bouteille d'eau de Sedlitz amène des selles très nombreuses.

Vers la fin d'avril, le malade se sent plus fort. L'appétit augmente chaque jour ; mais la pâleur persiste. Déjà cependant le malade se lève et se promène dans la salle.

On ajoute au traitement les bains sulfureux et les frictions alcooliques sur le corps.

L'amélioration continue d'une façon très marquée dans la première quinzaine de mai. Le passage des matières sur la petite plaie est devenu très supportable ; tendance continuelle à la constipation, résistant aux lavements et à l'huile de ricin. Le 17 mai, malgré plusieurs purgatifs, le malade n'a pas eu de selles depuis plusieurs jours, et il se plaint de vives douleurs vers le sacrum et le petit bassin ; le toucher rectal fait alors constater la présence à l'intérieur de l'intestin d'une grande quantité de matière très dures, formant une sorte de bloc résistant. Plusieurs douches sont insuffisantes pour délayer ces matières et en amener l'issue ; on est forcé de les extraire avec la curette et le doigt ; grand soulagement à la suite.

A cette même époque, l'état du malade est notamment modifié. Retour progressif des forces ; les muqueuses ont repris un peu de leur coloration normale ; la face est toujours pâle, mais elle n'a plus l'aspect livide que nous avons signalé.

Ces changements deviennent bien plus marqués dans la seconde quinzaine de mai et les premiers jours de juin. Se trouvant parfaitement guéri, Boissard quitte l'hôpital, le 10 juin, dans l'état suivant :

Face toujours un peu pâle, mais sans coloration ictérique ; œil vif. Les muqueuses labiale et conjonctivale ont repris leur teinte normale.

Les forces sont assez revenues pour permettre de longues promenades dans les cours de l'hôpital pendant toute la durée du jour

Appétit excellent ; digestions faciles ; selles régulières depuis quelques jours ; pas la moindre douleur au passage des matières.

Respiration facile ; pas d'essoufflement, même en montant les escaliers. La parole n'a plus ce caractère saccadé qu'elle présentait dans les premiers temps.

Bruits du cœur normaux ; aucun bruit anormal dans les vaisseaux du cou. Les palpitations ont complétement cessé.

Depuis l'opération, pas une goutte de sang n'a été rendue avec les selles, ni dans leur intervalle.

Le doigt indicateur, porté dans le rectum avec précaution, ne sent plus qu'une surface lisse sans bosselures ; cette exploration ne produit aucune douleur.

Il est important d'ajouter que le doigt pénètre facilement dans le rectum, et qu'il n'éprouve en franchissant le sphincter que le degré de constriction normale.

La muqueuse intestinale, près de l'anus, est encore d'un rose assez vif, bien que le travail de cicatrisation paraisse terminé.

Observation 7.

Tumeurs hémorrhoïdales. Pertes sanguines rapprochées et abondantes, menaçant la vie du malade. Opération par écrasement linéaire. Guérison radicale des hémorrhoïdes et de la chute du rectum.—(Observation recueillie par M. Charnal.)

Le nommé Hautemanière, âgé de vingt-huit ans, mécanicien, entre, le 5 avril 1855, à l'hôpital La Riboisière, salle Saint-Augustin, n° 26, pour se faire opérer de tumeurs hémorrhoïdales.

Ce malade, d'une constitution assez robuste, fait remonter le début de son affection à l'âge de vingt ans. Pendant six ans environ, il n'eut pas d'hémorrhagie, et n'éprouvait de la gêne et de la douleur qu'après une marche pénible, un travail forcé.

La première hémorrhagie eut lieu il y a dix-huit mois ; elle fut très abondante ; le sang sortait par un jet assez fort. Après cette première perte, le malade revint à son état antérieur, et ce n'est que six mois plus tard qu'eut lieu la seconde hémorrhagie. A partir de ce moment, les pertes devinrent de plus en plus fréquentes, et bientôt chaque défécation amena un flux sanguin souvent très notable. En même temps les tumeurs hémorrhoïdales prirent un développement considérable et amenèrent un prolapsus de la muqueuse rectale. Aussi le malade était-il toujours obligé d'en opérer la réduction, ce qui ne souffrait d'ailleurs aucune difficulté.

Au mois de février 1855, le malade fut pris d'ictère et d'embarras intestinal; son médecin lui prescrivit plusieurs purgatifs qui amenèrent une congestion plus grande encore vers le rectum et des douleurs plus vives : aussi, pour combattre cet état, eut-il recours à des applications de sangsues sur les hémorrhoïdes et à quelques cautérisations avec une solution de nitrate d'argent, mais sans résultat. C'est alors que le malade entra à l'hôpital pour se faire opérer.

A l'examen, il se présente dans l'état suivant : on trouve à la région anale un énorme bourrelet hémorrhoïdal, de forme circulaire et résultant de la réunion de six ou sept tumeurs toutes recouvertes par la peau. Au centre de ce bourrelet, trois ou quatre tumeurs plus volumineuses, plus rouges que les précédentes et recouvertes par la muqueuse.

Le malade est dans une anémie profonde; cependant toutes les fonctions s'accomplissent très régulièrement.

Le moral n'est pas affecté, et si depuis longtemps le malade ne se livre plus avec autant d'ardeur au travail, c'est principalement à cause de la faiblesse qui résulte pour lui d'hémorrhagies abondantes et répétées.

Le 16 avril, le malade est endormi au chloroforme. La tumeur est pédiculisée avec une forte ligature et enlevée par l'écrasement linéaire en seize minutes, sans qu'il y ait hémorrhagie.

Le malade, reporté à son lit, est pris de douleurs très vives à l'anus, puis d'une agitation extrême qui se calme assez promptement sous l'influence d'un peu de sirop d'éther.

Ce soir, le malade est très calme; les douleurs à l'anus sont moins violentes; pas de fièvre; émission des urines facile; absence de garde-robes.

Le 17 avril, le malade est très gai; il a dormi toute la nuit et n'éprouve plus que de faibles douleurs. Le pansement est enlevé, et l'on remarque que l'anus est considérablement rétréci par suite de la réunion primitive d'une grande partie de la plaie. On détruit ces adhérences par l'introduction du doigt, et l'on place une mèche de charpie pour maintenir les deux lèvres de la plaie écartées (deux verres d'eau de Sedlitz).

Le soir, le malade est bien; il a eu deux selles liquides dans la journée; l'émission des urines est toujours facile.

Le 18 avril, le malade continue à se bien trouver. La plaie ne présente rien de particulier; on prescrit un bain et quelques aliments.

Le 19 avril, même état; lavement.

Le 20, les évacuations alvines sont difficiles et un peu douloureuses (deux verres d'eau de Sedlitz).

Le 21, quelques douleurs à l'anus.

Le 22, douleurs très vives; un peu d'érythème autour de la plaie; bain.

Le 23, le malade souffre moins et commence à se lever; les premiers jours se passent sans accidents et même sans fièvre.

Les jours suivants, le malade reste levé toute la journée; il n'éprouve plus de douleurs qu'au moment de la défécation et lorsqu'il rend des matières solides. Aussi, pour éviter ces souffrances, demande-t-il lui-même alternativement de l'eau de Sedlitz, des lavements et des bains.

Enfin, il sort le 5 mai, non encore complétement guéri, mais se trouvant très bien.

Depuis sa sortie, ce malade est revenu nous voir une fois. Il est très content, car les douleurs sont rares et légères, et ne se font sentir qu'après une défécation difficile.

Observation 8.

Tumeur hémorrhoïdale annulaire dont l'origine remonte à six années. Hémorrhagies abondantes et répétées. Influence sur l'état moral. Phlegmasies violentes avec imminence de sphacèle. Amputation d'un immense bourrelet hémorrhoïdal. Guérison au bout de quinze jours. — (Observation recueillie par M. Charnal, interne à l'hôpital La Riboisière.)

Madame Priquet, âgée de trente-trois ans, couturière, demeurant à Paris, rue de Chabrol, n° 16, entre, le 18 mai 1855, à l'hôpital La Riboisière, salle Sainte-Marthe, lit n° 34, pour se faire opérer de tumeurs hémorroïdales.

Antécédents. — Il y a six ans, cette malade fut prise subitement d'une hémorrhagie abondante par l'anus. Jusqu'à cette époque, elle n'avait jamais éprouvé la moindre douleur, le moindre symptôme de congestion vers cet organe. Sa santé générale était très bonne, seulement elle se plaignait déjà d'être sujette à des constipations souvent très opiniâtres. Deux ans plus tard environ, elle ressentit un prurit violent à la région anale, prurit suivi bientôt d'une seconde hémorrhagie. Cette hémorrhagie, moins abondante que la première, donna lieu, pendant les trois jours qui suivirent, à des phénomènes assez graves, tels que : malaise général, fièvre, sentiment de chaleur et de pesanteur vers le rectum, efforts de défécation presque continuels, nouvelles pertes de sang à la suite de ces efforts. Peu à peu les symptômes de congestion disparurent, mais les hémorrhagies persistèrent. Les tumeurs hémorrhoïdales se développèrent insensiblement, se congestionnant sous l'influence des efforts de la défécation ou d'un travail pénible, puis disparaissant après un flux plus ou moins abondant. Les choses restèrent dans cet état pendant quelque temps; mais bientôt la malade remarqua qu'aux pertes de sang se joignait l'écoulement d'un liquide blanc, opaque, un peu visqueux, et que ces pertes blanches augmentaient surtout à la suite d'une fatigue L'abondance de ces pertes blanches et des hémorrhagies, la fréquence des congestions rectales, forçaient la malade à prendre le lit à chaque instant.

État-général. — Malgré l'intensité des phénomènes locaux, l'état général était toujours très bon; l'appétit notablement augmenté, les digestions très faciles; seulement, la constipation était des plus opiniâtres, aussi la malade était-elle constamment obligée d'avoir recours aux lavements et à quelques purgatifs doux pour combattre cet état.

Pendant ces six années, et malgré des hémorrhagies rectales presque quotidiennes, la menstruation ne subit aucune modification, les règles étaient aussi abondantes que de coutume et revenaient avec la plus grande régularité.

L'état moral était loin d'être aussi satisfaisant. La malade était triste, inquiète de son état, incapable de se livrer à aucun travail.

Le 14 mai, pendant un effort de défécation, les tumeurs hémorrhoïdales se congestionnant comme d'habitude, donnèrent une assez grande quantité de sang, mais ne subirent aucune diminution de volume et ne purent rentrer, malgré les tentatives faites d'abord par la malade elle-même et ensuite par un médecin. Bientôt survinrent des douleurs très vives vers le rectum et les lombes, un sentiment de pesanteur et de constriction des plus pénibles vers l'anus. L'appétit disparut, la malade fut prise de fièvre et d'insomnie. Le médecin ne pouvant obtenir par le taxis la réduction des tumeurs, fit appliquer des sangsues et de la glace, mais cela sans résultat. On avait donc affaire à un véritable étranglement, et comme les tumeurs commençaient à se sphaceler au quatrième jour de l'étranglement, il y avait urgence à opérer.

La malade se présente le 18 mai à l'hôpital La Riboisière et est admise immédiatement dans le service de M. Chassaignac.

A l'examen, on trouve un bourrelet hémorrhoïdal complet formé par la réunion de plusieurs tumeurs fortement pressées les unes contre les autres. De ces tumeurs, les unes sont périphériques, d'un blanc violacé; les autres sont centrales, beaucoup plus foncées en couleur, et présentent dans quelques points des taches d'un gris noirâtre. Quelques-unes de ces taches adhèrent à la tumeur par tous leurs points; d'autres, au contraire, se détachent par leurs bords et laissent voir au-dessous une plaie saignante. La moindre pression cause les plus vives douleurs. L'état général est le même que les jours précédents; mais l'état local est tellement grave, que l'on se décide à l'opération pour le lendemain. On donne à la malade, dès son entrée, 2 grammes d'alcoolature d'aconit.

Opération. — Le 19 mai, la malade est endormie, et l'on procède à l'opération par écrasement linéaire. L'énorme bourrelet est enlevé en quatorze minutes, sans hémorrhagie. Le pansement est fait avec l'agaric, et la malade est reportée à son lit.

Suites (19 mai, soir). — Dans la journée les douleurs ont été très vives, la malade n'a cessé de s'agiter. Le soir elle est plus calme; peu de fièvre; pouls à 80, douleurs un peu moins fortes; pas de selles, émission des urines facile.

Le 20 mai, nuit assez bonne, presque pas de fièvre, l'émission des urines toujours facile, pas de selles encore. Le pansement est enlevé, la plaie a un très bon aspect; seulement, l'anus semble un peu rétréci par des adhérences que l'on détruit en introduisant le doigt dans cet orifice. Cette manœuvre est extrêmement douloureuse.

Le 20 mai, soir. Dans la journée, persistance des douleurs, agitation extrême, découragement de la malade, pas encore de selles.

Le 21 mai. Nuit plus calme que la journée, douleurs moins vives, constipation. Eau de Sedlitz jusqu'à évacuation (la malade en prend quatre verres).

Le 21 mai, soir. Selles très abondantes, douleurs très vives pendant la défécation, douleurs que la malade compare à celles d'une brûlure.

Le 22 mai. Les évacuations continuent pendant la nuit, les douleurs persistent; sentiment de pesanteur et de prurit vers le rectum. La plaie ne présente rien de particulier. Bain.

Le 23 mai. Les douleurs sont moins vives, l'état général s'améliore, l'appétit revient; la malade se plaint seulement d'un resserrement de l'anus, resserrement que l'on constate en effet par le toucher.

Le 24 mai. Même état, même constriction du sphincter. Par le toucher on constate une accumulation considérable de matières fécales dans l'ampoule rectale (16 gram. d'huile de ricin).

Le 25 mai. Évacuations abondantes et douloureuses la veille, d'ailleurs même état. Introduction d'une mèche de charpie pour dilater le sphincter; douleurs très vives pendant cette opération.

Le 26 mai. Même état, un bain, mèche de charpie.

Le 27 mai. 16 grammes d'huile de ricin ; selles abondantes, douleurs moins fortes que les jours précédents.

Le 29 mai. Mèche de charpie ; un bain.

Le 30. L'introduction de la mèche devient moins douloureuse ; la malade reprend tous les jours de la gaieté.

On persiste pendant quelques jours encore à introduire des mèches, mais cela presque sans douleur pour la malade.

Enfin, le 7 juin, bien que la plaie ne soit pas encore complétement cicatrisée, la malade demande avec instance sa sortie. Depuis quelques jours elle ne souffre plus et se regarde comme étant complétement guérie.

Le 12 juin, la malade est revenue nous voir à la consultation; elle se trouve très bien; seulement, dans la journée du 10 juin, elle a ressenti encore de la gêne, de la pesanteur dans le rectum, mais cet état avait complétement disparu le lendemain.

Observation 9.

Tumeur hémorrhoïdale circulaire chez une nourrice. Ablation par écrasement linéaire. Guérison.

Madame Béraud, âgée de trente et un ans, demeurant boulevard de Bercy, n° 36, est atteinte d'une affection hémorrhoïdaire qui remonte à environ six ans. A cette époque, cette femme accoucha heureusement d'un premier enfant; mais à la suite de sa couche, elle s'aperçut de la présence dans la région anale d'une petite tumeur qui donnait lieu par intervalles à un léger suintement sanguin. De temps en temps une tumeur plus volumineuse sortait, principalement dans les efforts de défécation, mais elle se réduisait d'elle-même et presque aussitôt après sa sortie.

Cet état de choses se maintint pendant six années, sans que madame Béraud en éprouvât d'autre incommodité qu'un peu de gêne dans la marche, ou quelques douleurs au moment des garde-robes; mais il y a trois mois, un second accouchement eut lieu qui se fit heureusement comme le premier, mais qui, au bout de quinze jours, fut suivi de pertes de sang très considérables par l'anus et de douleurs assez vives se manifestant principalement quand la malade allait à la selle.

Il y a quatre jours, un bourrelet hémorrhoïdal volumineux vint faire saillie à l'anus, et son apparition fut signalée par une hémorrhagie dont la quantité est évaluée par la malade à un verre de sang environ.

Le médecin ordinaire de la malade, M. le docteur Morison, fut appelé et prescrivit une application de sangsues et quelques grands bains. De plus, il cautérisa avec le crayon de nitrate d'argent une des tumeurs hémorrhoïdales qui présentait à la surface une excoriation. Cette cautérisation fut suivie de douleurs extrêmement aiguës, et la malade, qui allaite son second enfant, craignant d'être entravée dans ses fonctions de nourrice, soit par la reproduction des hémorrhagies, soit par la continuation des souffrances, se décida à se faire opérer.

Appelé auprès de cette malade le 20 mai 1855, je la trouvai dans l'état suivant:

Constitution débile, teint blafard, amaigrissement profond. Cependant, ainsi que nous l'avons dit, la malade est nourrice, et son enfant, qui a trois mois, est en assez bon état: elle était bien réglée avant sa couche.

A l'examen, nous trouvons au niveau de la région anale un bourrelet circulaire volumineux auquel sont comme appendues deux tumeurs hémorrhoïdales placées sur deux points opposés du pourtour de l'anus, l'une ayant le volume d'une noisette, l'autre celui d'une petite noix. Les autres points de la circonférence de l'anus sont le siége d'une congestion considérable, ce que l'on reconnaît à l'existence de dilatations variqueuses qui font sur la muqueuse rectale prolapsée une saillie très prononcée.

Le 21 mai, on procède à l'opération en présence du docteur Morison. La malade ayant été amenée au moyen du chloroforme à l'état de tolérance anesthésique, est placée sur son lit, comme pour l'opération de la fistule à l'anus, la cuisse gauche fortement fléchie, la jambe droite dans l'extension. Une érigne à crochets divergents est introduite fermée dans l'anus, et, lorsqu'on juge qu'elle a pénétré à une hauteur convenable, on la tire à soi, après avoir reporté en arrière la gaîne qui s'opposait à l'épanouissement des crochets. La masse entière du bourrelet hémorrhoïdal se trouve ainsi saisie par l'instrument. On place alors derrière le bourrelet une ligature qui sert à former le pédicule de la tumeur.

Le manche de l'érigne divergente et les deux chefs de la ligature ayant été confiés à un aide, la chaîne de l'écraseur est appliquée sur le pédicule et les crémaillères sont mises en jeu; on avance d'un cran par quart de minute, d'après les principes formulés dans une autre partie de ce travail, et, au bout de quatorze minutes, la tumeur est détachée.

On panse avec des rondelles d'amadou superposées et sur lesquelles on applique des compresses, le tout maintenu par un bandage de corps; on prescrit une potion calmante pour la nuit et des pilules de ratanhia.

Immédiatement après l'opération, la malade éprouve des douleurs assez vives dans la région anale, douleurs qui provoquent des efforts répétés, comme pour aller à la garde-robe; en même temps la malade, qui est hystérique, est en proie à une grande agitation nerveuse qui se calme néanmoins avant notre départ. Cet état spasmodique du sphincter et les efforts auxquels il a donné lieu ont duré environ un quart d'heure. Il importe d'ajouter que la plaie de l'opération était nette, linéaire, d'une régularité parfaite et n'a pas donné une goutte de sang. Les quelques gouttes de ce liquide qui ont taché l'alèze provenaient des piqûres faites par les crochets de l'érigne divergente.

Le 22 mai, pas d'hémorrhagie, aucun accident, une selle dans la journée, c'est-à-dire vingt-quatre heures après l'opération.

Les jours suivants, le mieux continue; la malade, qui est nourrice, n'a pas cessé de donner à teter à son nourrisson, lequel n'a paru éprouver aucune influence de l'emploi que nous avions fait du chloroforme avant l'opération.

En moins de huit jours, la plaie était cicatrisée, et madame Béraud, qui était arrivée à un état de cachexie et de découragement extrêmes, a repris sa gaieté, ses forces et une partie de son embonpoint.

Observation 10.

Amputation d'un énorme bourrelet hémorrhoïdal par écrasement linéaire.

M. Colas, âgé de quarante-sept ans, fermier, à Vesvre, par Saint-Sauve, département de la Nièvre, est atteint depuis vingt ans d'une tumeur hémorrhoïdale volumineuse, réductible dans l'intervalle des selles, mais devenant, quand elle est sortie, la cause de douleurs vives.

Quoique placé à la tête d'une grande culture, depuis un an il ne pouvait sortir de chez lui, tant la marche était devenue gênée et douloureuse.

L'état du malade est tellement intolérable que, malgré les avis officieux les plus formels qui lui ont dépeint sous des couleurs effrayantes les méthodes employées pour la cure des hémorrhoïdes, il est décidé à tout plutôt que de conserver son infirmité. Du reste, cet homme a été vu par M. Hervez de Chégoin et par M. Michon, qui ont approuvé l'opération.

Les conditions morales du malade étaient très peu favorables. Toutefois, nous devons dire qu'il avait été un peu raffermi et encouragé par notre honorable collègue, M. Michon, que le malade avait consulté sur l'opportunité de l'opération.

Celle-ci étant décidée pour le lundi 27 mai, M. Colas y fut préparé par un purgatif donné l'avant-veille et deux lavements le matin même.

Le lundi 27, le malade a eu une forte perte de sang en allant à la selle.

A onze heures, il est endormi au chloroforme, et, quand la tolérance est complète, le bourrelet, qui était resté au dehors depuis plus d'une heure et donnait lieu à d'atroces douleurs, est engagé dans la chaîne métallique. Il ne faut pas moins de dix-sept minutes pour que l'amputation soit complète, tant le volume de la tumeur est considérable. Celle-ci est détachée sans qu'il s'écoule une goutte de sang. Pansement à l'amadou.

Au moment où le malade se réveille du sommeil anesthésique, il se plaint d'une cuisson assez vive.

Je revois le malade dans la journée ; il n'est survenu aucun accident d'aucun genre. Potion calmante.

Le 28. Nuit bonne ; sommeil calme et profond vers le matin.

Du reste, à l'exception d'un vif sentiment de cuisson qui a duré une heure après l'opération, le malade n'a éprouvé et n'éprouve encore aucune douleur. Il a très bien uriné sans le secours de la sonde.

Il n'y a pas eu la moindre émission de gaz intestinaux. Toutefois, le ventre n'est pas ballonné, mais dans la crainte que l'occlusion anale ne soit trop complète et n'amène une rétention de gaz, je crois devoir perméabiliser l'orifice intestinal. Je fais une tentative avec l'algalie, puis j'introduis le petit doigt et je reconnais alors toute la hauteur de la plaie annulaire, qui a 5 à 6 centimètres de hauteur.

A partir de ce moment, les gaz ont été rendus facilement ; nul cathétérisme vésical. Absence de fièvre et de toute douleur jusqu'à la soixante-douzième heure, époque à laquelle est administré un purgatif qui provoque trois selles. Les selles sont très douloureuses ; mais, dans l'intervalle des selles, il n'y a pas même de sensibilité.

Les jours suivants, jusqu'au dixième, aucun incident particulier. Le malade se lève, prend des aliments. Tous les deux jours une cuillerée d'huile de ricin, qui provoque de deux à trois selles, toujours assez douloureuses. Dans l'intervalle des garderobes, aucune douleur.

Le 4 juin. État parfait. Le malade retourne dans son pays.

Observation 11.

Bourrelet hémorrhoïdal circulaire énorme. Hémorrhagies anales depuis seize années. Accidents graves d'étranglement survenus il y a huit ans. Guérison temporaire. Réapparition de la maladie au bout de six mois. Altération de la santé générale. Ablation de la tumeur par écrasement linéaire. Guérison au bout de quinze jours. — (Observation recueillie par M. Alfred Fournier, interne des hôpitaux.)

Lebrun Edmond, âgé de trente-trois ans, menuisier, entre le 24 mai 1855 à l'hôpital La Riboisière, salle Saint-Augustin, n° 24.

Cet homme a joui d'une bonne constitution pendant sa jeunesse ; il n'a pas eu d'autre maladie qu'une variole à vingt-deux ans.

Dès l'âge de dix ans, il a commencé à ressentir vers l'anus des picotements légers, intermittents. A dix-sept ans, il perdit du sang pour la première fois en allant à la selle ; la quantité de sang versé avec les matières était alors fort peu considérable, mais, à dater de cette époque, chaque garde-robe s'accompagna d'un écoulement sanguin. Vers l'âge de vingt-deux ans, les hémorrhagies, au lieu d'être quotidiennes, ne se renouvelaient plus qu'à des intervalles variant entre quinze jours et un mois ; mais en revanche elles devinrent bien plus abondantes. A cette même époque, le malade s'aperçut de la présence à l'anus de petites tumeurs qui sortaient de l'intestin dans le moment des garde-robes et rentraient ensuite spontanément. Ces petites tumeurs s'accrurent peu à peu ; vers l'âge de vingt-cinq ans elles constituaient déjà un bourrelet circulaire assez volumineux ; leur développement s'accompagnait d'hémorrhagies presque périodiques, revenant toutes les trois semaines et se prolongeant pendant quatre à cinq jours : l'écoulement sanguin se produisait surtout au moment des garde-robes ; mais il se continuait aussi pendant leur intervalle. Ces hémorrhagies périodiques soulageaient beaucoup le malade, en faisant disparaître quelques symptômes douloureux, tels que pesanteur vers les lombes, chaleur et prurit à l'anus, etc.

Bientôt, le volume croissant de la tumeur ne lui permit plus de se réduire d'elle-même, à la suite des efforts de défécation; le malade était forcé, après chaque selle, de faire rentrer le bourrelet à l'aide de pressions plus ou moins longues et douloureuses. A l'âge de vingt-cinq ans, il arriva qu'un jour, à la suite d'une garde-robe, la réduction fut impossible; le malade l'avait tentée vainement; un médecin, appelé aussitôt, échoua également dans le taxis. La tumeur devint très tendue, très douloureuse; les accidents d'*étranglement* paraissent avoir été très intenses, car pendant quinze jours le malade éprouva les souffrances les plus atroces; il ne prit aucun sommeil pendant tout ce temps. Les tumeurs ne tardèrent pas à suppurer; elles diminuèrent beaucoup de volume, et finirent par se détacher en lambeaux : ce fut le terme des accidents.

A la suite de cet étranglement, le malade se trouvait réellement guéri par les seuls efforts de la nature. Pendant six mois, en effet, il ne perdit pas une goutte de sang; aucune tumeur ne paraissait à l'anus dans les garde-robes; mais cette guérison ne fut pas de longue durée, car après six mois les hémorrhagies se manifestèrent de nouveau.

Pendant cette période de six mois, où il n'y eut plus d'écoulement sanguin par le rectum, Lebrun fut sujet à de fréquentes épistaxis; il ne passait pas une semaine sans en éprouver au moins une. Il se rappelle positivement qu'avant l'âge de dix-sept ans, alors qu'il ne perdait pas encore de sang par l'anus, il était très sujet aux hémorrhagies nasales et que celles-ci disparurent dès que le flux hémorrhoïdal s'établit. Les épistaxis s'annoncèrent de nouveau après la suppression du flux qui suivit l'étranglement des tumeurs; elles disparurent complétement dès le moment où l'écoulement sanguin par le rectum se rétablit.

Le nouveau flux hémorrhoïdal ne tarda pas à s'accroître, et bientôt le malade en vint à perdre du sang à chaque selle; la quantité de l'écoulement ne dépassait guère un demi-verre à liqueur. Bientôt une petite tumeur apparut à l'anus, faisant saillie au dehors au moment des garde-robes, se réduisant d'elle-même après la défécation.

Une année se passa de la sorte, à la fin de laquelle le malade commença à se sentir affaibli par les hémorrhagies continuelles auxquelles il était sujet. Son teint, qui avait déjà pâli depuis plusieurs années, s'altéra davantage.

Dans les dix-huit mois qui suivirent, les pertes sanguines s'accrurent en se répétant à chaque selle aussi bien que dans l'intervalle des garde-robes : quelquefois le malade allait jusqu'à perdre un demi-verre de sang. La tumeur de l'anus se développa, continuant de sortir à chaque garde-robe.

Depuis six mois, la tumeur a commencé à faire issue au dehors, même dans l'intervalle des selles, sous l'influence du moindre effort, en sorte que le malade est forcé, plusieurs fois par jour, de pratiquer sur elle un taxis douloureux. De plus, chaque sortie de la tumeur s'accompagne de pertes de sang dont la quantité varie, mais atteint souvent la valeur d'un grand verre.

Dans ces derniers temps, le malade, après avoir consulté plusieurs médecins qui lui avaient conseillé des bains de siége froids, des lavements d'écorce de chêne, de feuilles de noyer, etc., eut l'idée de s'introduire dans le rectum des mèches imbibées d'alcool camphré. Il en résulta des douleurs très vives et des hémorrhagies de plus en plus abondantes jusqu'à ces derniers jours.

Ces hémorrhagies se sont accompagnées d'un affaiblissement proportionnel à leur fréquence et à leur intensité. Le malade a beaucoup maigri depuis six mois ; mais c'est surtout depuis trois mois que les forces se sont perdues, que la peau a pris la teinte jaunâtre qu'elle présente aujourd'hui, et que l'appétit a disparu. Depuis trois mois, essoufflement dans la marche, lassitude, courbature générale, faiblesse des membres, sentiment de langueur et de tristesse, palpitations datant de trois à quatre semaines.

Le malade a continué les travaux de sa profession jusqu'au 20 de ce mois, mais depuis longtemps il était forcé de se ménager et d'abréger les heures de travail; dans la dernière semaine, il avait été pris plusieurs fois de vertiges, d'étourdissements, et ce fut à la suite d'un accident semblable, survenu le 20 mai, qu'il se vit contraint d'abandonner son atelier.

Etat actuel. — Visage amaigri, teinte jaunâtre, sub-ictérique de la peau du visage et de celle du corps. Muqueuses décolorées, sclérotique très pâle, avec reflet bleuâtre.

Faiblesse extrême: le malade est dans l'impossibilité d'exercer sa profession ; il peut encore faire de petites courses, mais il est très promptement essoufflé.

Appétit très diminué, digestions d'ailleurs faciles, selles régulières, quotidiennes, toujours accompagnées de sang.

Pouls fréquent, donnant 108 pulsations par minute et conservant encore assez de plénitude et de force. Premier bruit du cœur légèrement soufflant ; ce souffle a son maximum à la base et à gauche. Souffle intermittent, assez doux, dans les vaisseaux du cou, correspondant à la diastole artérielle. Respiration normale, essoufflement très facile à produire. Rien d'anormal à la percussion et à l'auscultation.

Organes des sens intacts. Pas de vertiges ni d'étourdissements depuis que le malade a quitté son travail. Point de varices aux jambes ni de varicocèle. Le père du malade est affecté d'hémorrhoïdes.

Le malade étant au lit, la tumeur est rentrée dans le rectum, mais un seul effort la fait aussitôt sortir de l'anus. Elle se présente sous la forme d'un énorme bourrelet circulaire, dont les dimensions sont les suivantes : diamètre antéro-postérieur, 7 centimètres; diamètre transversal, 5 centimètres ; circonférence, 18 centimètres.

L'épaisseur du bourrelet est plus considérable à droite qu'à gauche ; à droite, le bourrelet offre le volume d'un gros orteil d'adulte ; à gauche, celui du doigt médius.

Il est formé par la réunion de plusieurs mamelons charnus que séparent des sillons plus ou moins profonds. L'orifice anal n'est indiqué que par une simple fente linéaire antéro-postérieure, située non au centre du bourrelet, mais vers la partie gauche et supérieure de la tumeur.

Ces divers mamelons varient pour l'aspect : les uns, les plus volumineux, sont rosés, presque rouges, avec taches noires ecchymotiques ; ils saignent au moindre contact ; leur surface est évidemment constituée par la muqueuse rectale; les autres, plus petits, sont blanchâtres, acuminés, consistants : ce sont de simples marisques.

Le sang que fournit la tumeur pendant cette exploration est remarquablement aqueux. Il laisse sur le linge une tache rosée, très pâle, surtout vers les bords.

Le malade est soumis préventivement à l'alcoolature d'aconit.

Le 28 mai, on procède à l'opération. Le malade est endormi au chloroforme. On remarque que pendant toute la durée du sommeil chloroformique la peau se couvre de sueur très abondante.

M. Chassaignac fait précéder l'opération de la dilatation du sphincter, dans le but de prévenir le resserrement consécutif de l'intestin. La tumeur hémorrhoïdale est saisie à l'intérieur du rectum par l'érigne à branches multiples divergentes, puis amenée au dehors ; une forte ligature embrasse le pédicule ; l'anse de l'écraseur linéaire est passée au-dessus de ce fil, et l'on commence l'écrasement. Cette opération dure dix minutes. La plaie qui résulte de la séparation du bourrelet hémorrhoïdal ne donne pas une seule goutte de sang. Application sur l'anus de rondelles d'amadou ; bandage en T. Alcoolature d'aconit, bouillons.

J'ai étudié sur la pièce qui venait d'être enlevée la plaie produite par l'écraseur, en essayant de rendre aux parties, par une traction artificielle, la tension que doit leur donner sur le vivant l'élasticité naturelle des tissus. Cette plaie se présente sous forme d'un anneau ayant environ deux centimètres de hauteur, bordé en bas par la peau, dont la surface de section est très nette ; en haut par la muqueuse coupée un peu moins régulièrement. Les parties étant replacées dans leur position normale, il est facile de constater que *la plaie a sa direction dans l'axe même du rectum*, car la surface de section est parallèle à la muqueuse intestinale retranchée.

Dans la journée même de l'opération, le malade n'a ressenti vers le rectum qu'une cuisson supportable; il a été calme et s'est même endormi vers trois heures de l'après-midi. Il a ressenti jusqu'à six heures une certaine difficulté à uriner, avec cuisson légère dans le canal; mais la nuit il a uriné très librement. Pas d'envie d'aller à la garde-robe. Sommeil assez bon pendant la nuit.

Le 29 mai. Calme ce matin. Nulle douleur vers l'anus et pas d'envie d'aller à la garde-robe. Pouls un peu vif, à 100; langue blanche. Alcoolature d'aconit; potages.

Le 30 mai, même état. 112 pulsations; un peu de chaleur à la peau. Sommeil cette nuit. Ventre un peu ballonné. Le pansement étant enlevé, une exploration minutieuse fait reconnaître l'impossibilité de faire pénétrer dans le rectum une sonde de femme; la partie inférieure de l'intestin est oblitérée par l'accolement des lèvres de la plaie. M. Chassaignac détruit avec le doigt ces adhérences encore faibles. Bouteille d'eau de Sedlitz. Une portion.

Le 31 mai, trois ou quatre selles, à la suite du médicament, peu douloureuses. Bon état; nulle douleur dans l'intervalle des garde-robes. La nuit un peu de chaleur à la peau, mais sans sueurs; pas de frissons.

On place une mèche dans le rectum. Alcoolature d'aconit.

Le 2 juin, même état. Pas de selles. 15 grammes d'huile de ricin, lavement; quelques garde-robes fort peu douloureuses.

Le 3 juin, on commence l'emploi du tartrate de fer. Dans les jours qui suivent, l'état du malade continue à être des plus satisfaisants; l'appétit renaît; les digestions sont faciles; les selles, aidées de quelques lavements, deviennent presque quotidiennes, et le passage des matières n'occasionne presque pas de douleur. Le malade commence à se lever le 12 juin, et, dans les jours suivants, il s'exerce à quelques promenades. Il n'éprouve aucune douleur pendant la marche. La petite plaie fournit à peine un léger suintement; elle est d'aspect rosé, peu douloureuse.

A la fin de la première quinzaine de juin, les selles ne sont plus douloureuses; elles deviennent assez régulières; aucune ne s'accompagne d'écoulement sanguin. L'état général est très satisfaisant. Appétit; digestions normales. La face a pris une expression plus vive; les yeux sont plus animés; les muqueuses commencent à reprendre de la couleur, et l'on peut même constater sur les joues un certain reflet rosé qui commence à se mêler à la teinte jaunâtre du visage. Les forces se sont notablement accrues; le malade peut se lever et faire quelques promenades. Le souffle vasculaire persiste, il semble même peut-être un peu plus prononcé qu'au début.

Depuis quelques jours on a supprimé l'alcoolature d'aconit. Fer réduit par l'hydrogène.

Observation 12.

Demi-bourrelet hémorrhoïdal. Opération par écrasement linéaire. Guérison.

Villiaume, meunier, quarante et un ans, demeurant à la Chapelle, rue Ernestine, n° 1, est entré le 30 juin 1855 à l'hôpital La Riboisière.

Cet homme porte depuis 1847 une tumeur hémorrhoïdale qui donne lieu par intervalles à un léger écoulement sanguin, et quelquefois à des douleurs assez vives.

Il y a huit jours, des douleurs beaucoup plus aiguës qu'elles n'avaient été jusqu'alors commencèrent à se manifester et nécessitèrent le repos au lit, une application de sangsues, des bains de siége, moyens dont le malade ne retira pas, du reste, un grand soulagement.

Aujourd'hui, 30 juin, que les douleurs sont un peu calmées, nous découvrons, sur la moitié gauche du pourtour de l'anus, deux tumeurs ovoïdes, dont l'une, recouverte en partie par la peau, offre environ 2 centimètres de longueur sur 1 centimètre de largeur, tandis que l'autre, plus interne et moins volumineuse, est recouverte par une muqueuse noirâtre et mortifiée. Le malade est mis à l'alcoolature d'aconit.

4 juillet. On étreint la base des tumeurs avec un fil pour leur former un pédicule commun, qui comprend une bonne partie de la circonférence de l'anus. Puis on applique l'écraseur linéaire, avec lequel on effectue l'ablation complète en quatre ou cinq minutes, et sans faire perdre au malade plus d'une cuillerée de sang. La plaie, légèrement épongée, reste parfaitement sèche. On y applique des rondelles d'amadou soutenues par des compresses et un bandage en T.

5. Aucune douleur depuis hier; point d'écoulement sanguin. On lève le pansement, et l'on introduit avec précaution une sonde élastique dans le rectum afin de prévenir l'agglutination des surfaces saigantes. La plaie est laissée sans aucune espèce de pansement.

Les jours suivants, l'état général et local est très satisfaisant. Le malade ne souffre guère qu'en allant à la garde-robe. Il mange avec appétit. On badigeonne la plaie avec la solution de nitrate d'argent.

14. Sur sa demande, le malade sort aujourd'hui de l'hôpital; bien que la plaie ne soit pas encore cicatrisée, elle offre néanmoins un très bon aspect et ne le fait nullement souffrir.

Observation 13.

Tumeurs hémorrhoïdales multiples. Opération par écrasement linéaire. Guérison. — (Observation communiquée par M. Garreau.)

Madame X... est affectée depuis environ dix ans de tumeurs hémorrhoïdales. Depuis deux ans, constipation, douleurs excessives au moment des selles et lorsque les tumeurs sont sorties.

A 1 centimètre au-dessus de la marge de l'anus existent deux tumeurs, chacune de la grosseur d'une noix. Extérieurement se voit une tumeur hémorrhoïdale plus petite.

Les deux tumeurs internes, ayant été amenées au dehors, sont embrassées à leur base par la chaîne de l'écraseur. La crémaillère ayant été mise en jeu, ces tumeurs sont détachées au bout de vingt minutes. Même opération est pratiquée pour l'hémorrhoïde externe. Pansement avec rondelles d'amadou superposées et maintenues par un bandage en T.

Au bout de six jours, selle très douloureuse. Trois jours après, nouvelle selle également douloureuse.

En moins de quinze jours, cicatrisation complète. Il n'est survenu aucun accident consécutivement à l'opération, ni fièvre, ni ballonnement du ventre, ni rétrécissement anal, etc. Les garde-robes sont redevenues régulières. Il n'y a plus de constipation.

Observation 14.

Bourrelet hémorrhoïdal circulaire volumineux. Épuisement extrême déterminé par d'abondantes hémorrhagies. Opération par écrasement linéaire pratiquée dans l'état aigu. Emploi des sondes pour prévenir l'agglutination des parois opposées de l'anus. Guérison. — (Observation recueillie par M. Eugène Nélaton.)

Renardeux, cinquante ans, journalier, demeurant rue Simon-le-Franc, n° 7, est entré, le 18 juillet 1855, à l'hôpital La Riboisière, salle Saint-Louis, n° 11. Constitution affaiblie par des pertes de sang.

Examiné le 19 juillet, à la visite du matin, voici ce qu'il nous apprit: il portait depuis dix ans une tumeur hémorrhoïdale, grosse comme une petite noisette, rarement douloureuse, lorsque, au mois de janvier dernier, il commença à éprouver des pertes de sang abondantes, qui durèrent pendant six semaines. Il évalue à deux litres, rendus en cinq ou six fois, la quantité de sang qu'il perdait chaque jour. Ces pertes furent arrêtées, à l'hôpital Necker, par un traitement approprié, et le malade recommença à travailler un mois après la suppression des hémorrhagies.

Il y a six semaines environ, c'est-à-dire deux mois après que Renardeux eut repris son travail, la tumeur du fondement commença à augmenter de volume et à devenir le siége de douleurs qui sont très vives depuis quelques jours, sans s'accompagner, du reste, d'aucune hémorrhagie.

Aujourd'hui, nous constatons à l'anus la présence d'un bourrelet hémorrhoïdal circulaire de 5 centimètres de diamètre sur 2 centimètres d'épaisseur, lorsque le malade le fait sortir complétement à l'extérieur par quelques efforts de défécation. Il se compose de trois grosses bosselures excentriques, chacune du volume d'une petite noix, recouvertes d'une peau amincie, et de trois ou quatre autres bosselures plus internes, plus petites, recouvertes uniquement par la membrane muqueuse, violette, noirâtre et même réellement mortifiée à la surface d'une ou deux de ces bosselures.

L'état général de cet homme porte l'empreinte des nombreuses pertes de sang qu'il a éprouvées il y a quelques mois. Il est aujourd'hui dans une anémie profonde, comme l'indique suffisamment son teint blanc jaunâtre, la décoloration des muqueuses et la prostration considérable des forces. Cependant il est à remarquer qu'on ne constate point de bruit de souffle dans les carotides. Les battements du cœur, ainsi que le pouls, présentent une irrégularité très notable.

Bien que les hémorrhoïdes soient encore actuellement à l'état aigu, bien que la tumeur soit le siége de douleurs vives et pulsatives, bien qu'on puisse y reconnaître des traces de sphacèle et d'autres signes de complication inflammatoire, M. Chassaignac se propose néanmoins de faire l'opération dès le lendemain, afin de débarrasser le malade et de ses douleurs et de son bourrelet hémorrhoïdal, qui peut devenir l'occasion de nouvelles et formidables hémorrhagies. Acoolature d'aconit, 2 grammes chaque jour.

20 juillet. Chloroforme jusqu'à la *tolérance anesthésique*. Traction sur le bourrelet à l'aide d'une érigne multiple introduite dans l'orifice anal; forte ligature à la base du bourrelet pour le pédiculiser. Application sur ce pédicule de l'anse métallique de l'écraseur linéaire, que l'on fait avancer d'un cran par quinze secondes pour éviter une section trop rapide des tissus vasculaires. La section est complète au bout d'un quart d'heure; elle a donné lieu à l'issue d'environ une cuillerée de sang, dont la plus grande partie provient des piqûres faites par les crochets de l'érigne sur le bourrelet fortement distendu dans les premiers moments de la constriction, car la plaie résultant de cette ablation est réduite à une très petite surface qui, après avoir été légèrement épongée, ne fournit plus aucun écoulement de sang. Pansement avec des rondelles d'amadou, des compresses et un bandage en T.

Le bourrelet enlevé ayant été soumis à une dissection attentive, nous avons pu constater qu'il se composait:

1° D'un lacis de veines agglomérées en paquets, contournées, entrecroisées de mille manières et remplies de sang coagulé ;

2° D'épanchements sanguins effectués en dehors des canaux vasculaires, et constitués par des caillots noirâtres enkystés, en général du volume d'un pois, mais atteignant dans un point déterminé celui d'une noisette, et dont on ne voit pas la communication avec l'intérieur des vaisseaux ;

3° D'une certaine infiltration œdémateuse sous-cutanée dans les bosselures les plus volumineuses qui constituent le grand cercle du bourrelet ;

4° Enfin d'un feuillet cutané ou muqueux très aminci et peu adhérent, lequel forme à ces tumeurs une enveloppe générale.

21 juillet. Le malade a peu souffert depuis hier ; il n'a pas perdu une goutte de sang, et se plaint seulement d'avoir éprouvé cette nuit, à la région gauche de la poitrine, un point de côté qui est à peu près dissipé ce matin. Aucun gaz ne s'étant échappé par l'anus depuis l'opération, M. Chaissaignac y introduit avec ménagement une sonde de femme pour prévenir l'agglutination des deux parois opposées de la plaie. Point de mèche ; pansement simple.

Les jours suivants, l'état du malade continue à être excellent. L'appétit renaît promptement. M. Chassaignac introduit chaque jour une grosse sonde élastique pour être plus sûr de maintenir la liberté de l'orifice, manœuvre qui ne cause du reste aucune douleur.

24. Le malade n'a pas encore été à la selle. Une bouteille d'eau de Sedlitz.

25. Les selles ont été hier abondantes et douloureuses. Aujourd'hui le malade ne souffre point. Appétit assez bon. Vin de kina ; pilules de fer.

25. État très satisfaisant.

26. Le malade commence à se lever.

Les jours suivants, l'amélioration continue sans aucune entrave ; les selles cessent d'être douloureuses ; les forces reviennent peu à peu ; le malade se livre à la marche sans aucun inconvénient.

14 août. La cicatrisation de la plaie est presque achevée.

25. Le malade sort en très bon état. On n'aperçoit plus, au moins à l'extérieur, aucun bourgeon charnu en suppuration. Le doigt peut être assez facilement introduit dans l'anus, qui n'est pas notablement rétréci.

Observation 15.

Tumeur hémorrhoïdale annulaire datant de six années. Hémorrhagies abondantes. Amputation complète du bourrelet en une seule séance par l'écrasement linéaire. Guérison. Sortie du malade sept jours après l'opération.

M. A..., notaire à Évreux, âgé de trente-huit ans, est atteint depuis six ans d'une tumeur hémorrhoïdale dont l'existence a été accompagnée des accidents que voici :

Dans les commencements, sentiment de plénitude et de pesanteur à la région anale augmentant chaque fois que les repas avaient été plus prolongés que d'habitude. A ces premiers inconvénients se joignent bientôt des pertes de sang tellement abondantes, que, quand le malade était surpris hors de chez lui par ces hémorrhagies subites, son pantalon et ses autres vêtements étaient littéralement inondés.

Une fois, notamment en 1852, ayant fait un voyage à Paris, il fut pris d'un de ces accidents à un degré excessivement intense. C'est à partir de cette époque que le malade commença l'usage des lavements de ratanhia. Mais, malgré cette médication, qui parut diminuer les pertes de sang, le malade n'avait toujours que cette demi-existence des hémorrhoïdaires qui s'accompagne des apparences d'une vieillesse précoce et de la nécessité de s'observer continuellement.

De plus, chaque fois que dans la matinée il y avait eu une garde-robe, des douleurs analogues à celles qui caractérisent le spasme sphinctérien continuaient à se faire sentir tout le reste de la journée et ne s'apaisaient que le soir.

Les lavements de ratanhia, tout en améliorant l'état du malade, avaient produit dans le sphincter une sorte de tension continue, de rigidité telle, qu'en explorant cette région on avait la sensation d'un anneau fibreux ou cartilagineux.

Les choses en étaient là, et en somme il semblait à M. A... que sa position était assez tolérable, et qu'il pourrait guérir à la longue sans qu'on fût obligé de recourir à l'opération, qu'il redoutait beaucoup, lorsqu'en août 1855 se déclarèrent avec une intensité extraordinaire de nouveaux accidents, consistant dans la sortie des hémorrhoïdes, avec inflammation violente, hémorrhagies, irréductibilité de la tumeur, étranglement, sphacèle. Bref, le malade, après un voyage à Évreux, se trouvant dans un état intolérable, vint chez moi, accompagné de mon honorable confrère, M. Houel, qui, dans cette circonstance, m'a aidé de son savoir et de son dévouement.

A la suite d'une consultation avec M. Velpeau, l'opération fut décidée, et il y fut procédé, le vendredi 24 août 1855, avec le concours de M. Houel.

Le malade ayant été amené par le chloroforme à l'état de tolérance anesthésique, le bourrelet hémorrhoïdal fut amputé circulairement par la chaîne de l'écraseur, placée et mise en jeu d'après les règles que nous avons formulées ailleurs.

Il s'écoula un peu plus de sang que de coutume, et des douleurs assez vives se manifestèrent. L'excitation chloroformique persista plus de deux heures après l'opération, puis il y eut calme complet.

Soixante-douze heures se passent sans aucun accident.

Les deux premiers jours, samedi 25 et dimanche 26, introduction d'une algalie dans le rectum pour prévenir le rapprochement des surfaces opposées de la plaie ; issue de gaz ; aucun trouble, aucune douleur.

Un peu de sensibilité dans la nuit de dimanche au lundi.

Le lundi, à une heure après midi (soixante-quinze heures après l'opération), lavement. Trois selles. Après la dernière, agitation nerveuse extraordinaire, frisson, tremblement, refroidissement des pieds, accélération du pouls, soif ardente ; la crise se termine sans sueurs vers la soirée. Pas de teinte ictérique de la peau. Potion avec l'alcoolature d'aconit et sirop diacode.

Le lendemain, 28, tous les accidents ont cessé. Pas de fièvre. La perméabilité de l'intestin se maintient ; il passe quelques gaz. Nous décidons, M. le docteur Houel et moi, de surseoir pendant deux jours à toute tentative d'introduction anale, à cause de l'état hyperesthésique qu'on observe dans les régions qui ont longtemps souffert. Nous prescrivons la tisane de tamarin, le bouillon de poulet et une nourriture très modérée. Le malade devra prendre une purgation douce le jeudi ; c'est-à-dire le troisième jour après la première selle qui avait été douloureuse.

31 août. Le malade a eu dans la journée d'hier trois selles faciles et suffisamment abondantes. Il est resté levé aujourd'hui une grande partie du jour. Le soir, il sort sans éprouver aucun effet fâcheux.

1er septembre. Le malade s'est promené plusieurs heures ; il est parfaitement bien à tous égards. Pas de nouvelles selles.

Le dimanche 2, le malade va très bien, et le lundi il quitte Paris dans d'excellentes conditions et se trouvant complétement guéri.

Observation 16.

Ablation par écrasement linéaire d'un bourrelet hémorrhoïdal, compliqué de prolapsus de la muqueuse rectale.

M. Behaghell, âgé de trente-neuf ans, substitut du procureur du roi à Audenarde (Belgique), vint me consulter le 18 septembre 1855 pour une tumeur hémorrhoïdale avec prolapsus de la muqueuse rectale.

Plusieurs années auparavant, il avait déjà subi une opération ayant consisté dans la ligature de plusieurs ampoules hémorrhoïdales dont la destruction avait eu lieu sans amener de guérison définitive.

La vie sédentaire de M. B..., qui aggravait nécessairement les dispositions ci-dessus signalées, et la nécessité, après chaque défécation, de réduire la muqueuse prolapsée, faisaient vivement désirer au malade la guérison radicale d'une infirmité très assujettissante. Il se résolut donc à réclamer une nouvelle opération, mais, cette fois, par la méthode de l'écrasement linéaire.

Le 21 septembre, à onze heures du matin, le malade, qui a pris dans la matinée deux douches intestinales pour vider le rectum, est assoupi au chloroforme. Depuis le début de l'anesthésie et jusqu'à la fin de l'opération, et même après la terminaison du pansement, le malade est resté très exactement dans la même position, c'est-à-dire en décubitus sur la partie latérale droite (circonstance favorable et très désirable à réaliser, puisqu'elle évite les changements d'attitude, toujours mauvais pendant l'état anesthésique).

L'érigne à branches multiples ayant été introduite, puis déployée, amène au dehors le bourrelet. Un fil pédiculisateur est appliqué, après quoi l'écrasement commence; il est achevé au bout de onze ou douze minutes.

Pendant l'action de l'écraseur, deux crans ayant été franchis d'un seul coup, on voit suinter un ruisselet sanguin dépourvu de jet, et qui dure assez de temps pour produire deux à trois cuillerées de sang. Après quoi, lorsque la partie malade est complétement détachée, on ne voit plus couler une seule goutte de liquide. Pansement à l'amadou.

Le malade ne s'est complétement et franchement réveillé qu'une demi-heure après l'opération.

Dans la journée, vers cinq heures, vomissements, plusieurs selles sanguinolentes, pâleur générale, petitesse du pouls, tendance syncopale sans syncope. Il n'est pas douteux pour moi qu'il n'y ait eu hémorrhagie à l'intérieur du rectum.

Le malade vomissant tout ce qu'on lui donnait, vin et bouillon à la glace, on a de la peine à le soutenir. De plus, il est en proie à un état nerveux spasmodique très prononcé. Potion calmante au laudanum. Prendre toutes les demi-heures une pilule d'extrait de ratanhia de 15 centigrammes.

22 septembre. Le matin, état sensiblement meilleur. Le pouls a repris de la force. Le malade a uriné spontanément, ce qu'il n'avait pas fait la veille. Je l'avais sondé à huit heures du soir; un demi-verre d'urine s'était écoulé.

Ce matin, le moral du malade est bon; il demande des aliments.

A onze heures, pouls un peu plus fréquent que le matin; tête pesante; un peu d'inquiétude quant au retour de l'hémorrhagie. Je fais reprendre les pilules de ratanhia, qui avaient été interrompues.

A six heures, aucun accident n'est survenu. Le malade a pris du suc de côtelette et un potage; il a uriné facilement. Point de fièvre, point d'affaissement du pouls.

23. Nuit bonne. Langue belle; appétit; pouls d'une bonne résistance. Biftecks et côtelettes.

24. Aucun accident; un peu de céphalalgie.

25. Le mieux continue; issue assez libre des gaz par l'anus; écoulement facile des urines. Le malade se lève dans la journée.

26. Huile de ricin, 16 grammes. Une selle sanguinolente, mais tout à fait noirâtre, sans la moindre trace d'une nouvelle perte de sang. Dilatation de l'anus avec le doigt, aucune résistance. Dans l'après-midi, seconde selle encore presque exclusivement constituée par du sang noir, très peu abondante.

27 et 28. Point d'accidents; retour des forces.

A partir de ce moment, le rétablissement a fait de rapides progrès.

J'ai revu le malade en 1856; sa guérison ne s'était pas un seul instant démentie.

Observation 17.

Bourrelet hémorrhoïdal volumineux. Ablation pnr écrasement linéaire. Guérison. — (Observation recueillie par M. Charnal, interne des hôpitaux.)

La nommée Nouvion, âgée de quarante et un ans, couturière, entre le 18 septembre 1855 à La Riboisière.

Depuis plus de quinze ans, cette malade est atteinte d'hémorrhoïdes qui, pendant plusieurs années, ne lui ont causé qu'une gêne très passagère. Plus tard, les congestions devinrent plus fréquentes et les pertes de sang plus considérables. Pendant ce laps de temps il y eut plusieurs grossesses dans le cours desquelles le flux hémorrhoïdal revenait plus fréquemment. Durant la dernière grossesse, qui eut lieu il y a six ans, les accidents devinrent plus graves. La malade perdait pendant plusieurs jours de suite des quantités de sang très grandes. Enfin, après l'accouchement, le flux diminua. Il y a trois ans environ, les tumeurs prirent en peu de temps un développement énorme. Les hémorrhagies se répétèrent à de courts intervalles, et depuis cette époque les accidents persistèrent avec la même intensité. Malgré l'abondance et la fréquence des hémorrhagies, les règles ne furent jamais supprimées.

Au moment où la malade entre à l'hôpital, les hémorrhoïdes sont extrêmement volumineuses; elles sortent au moindre effort et l'on voit alors une énorme tumeur violacée, constituée par la réunion d'une vingtaine de tumeurs de volume variable, et dont les unes sont recouvertes par la peau amincie, tandis que les autres sont tapissées par la muqueuse du rectum.

La malade éprouve de très grandes difficultés à aller à la garde-robe. L'émission des urines est fréquente et peu abondante. Malgré les pertes de sang presque continuelles, l'état général est assez bon.

24 septembre. La malade est endormie au chloroforme ; on introduit dans le rectum l'érigne multiple divergente et avec elle on ramène au dehors de l'anus une masse de tumeurs hémorrhoïdales. On pédiculise avec une forte ligature, et on applique l'écraseur. Le bourrelet semble moins volumineux que nous ne l'avons vu les jours précédents. La tumeur est enlevée en 35 minutes en faisant marcher l'écraseur d'un cran par demi-minute. Malgré cette précaution, la surface de la section se couvre rapidement de sang. On applique immédiatement l'agaric que l'on maintient par un bandage en T.

Après l'opération, la malade est très agitée ; mais vers le soir elle est plus calme ; les douleurs sont assez vives ; il n'y a pas eu d'hémorrhagie. La malade n'ayant pu uriner depuis le matin, on pratique le cathétérisme.

25. La nuit a été assez bonne, seulement la malade se plaint toujours de vives douleurs vers l'anus. Depuis l'opération, elle n'est pas allée à la selle et elle n'a pu rendre les gaz qui la fatiguent. On enlève le pansement et l'on s'aperçoit que l'orifice anal est complétement oblitéré. On rétablit le passage. Cette petite opération cause de vives douleurs à la malade, mais elle est promptement suivie de soulagement. Rétention d'urine.

26. Nouvelle introduction du doigt dans le rectum pour dilater l'orifice anal. Douleurs très vives. Émission facile des urines. Malgré l'intensité des douleurs, la malade n'a pas de fièvre et demande des aliments.

27. Même opération pour la dilatation de l'anus.

28. La malade n'est pas allée à la selle depuis l'opération. 16 grammes d'huile de ricin. Évacuations très pénibles et peu abondantes.

29. Introduction du doigt dans le rectum. Lavements.

Le 30 et les jours suivants, nouvelle introduction du doigt ; gêne toujours très considérable dans la défécation malgré les lavements et les purgatifs. Bains tous les trois jours.

15 octobre. Les douleurs sont un peu moins vives, le doigt pénètre plus facilement, mais la défécation est toujours très difficile. Lavement, purgatif ; évacuations abondantes.

Depuis le 16, la malade rend un peu de sang, ce qui porte à croire qu'il existe dans un point élevé du rectum et hors de la portée du doigt, d'autres tumeurs hémorrhoïdales.

20. La malade, bien qu'encore un peu souffrante, demande sa sortie.

Observation 18.

Tumeur hémorrhoïdale avec flux sanguin très ancien. Écrasement linéaire. Guérison. — (Observation recueillie par M. Eugène Nélaton, interne des hôpitaux.)

Dumortier (Frédéric), âgé de trente-deux ans, entré à l'hôpital La Riboissière le 22 septembre 1855.

Ce malade est sujet depuis l'âge de dix-huit ans à un flux hémorrhoïdal assez abondant. Il y a huit à dix ans, ce flux a augmenté d'intensité, et à dater de cette époque il se renouvelle presque tous les jours.

En examinant l'anus, on aperçoit au centre de l'orifice une tumeur charnue, ellipsoïde, de la grosseur d'une petite noisette, d'un rouge assez vif, grenue à sa surface, douloureuse, saignante au toucher et supportée par un pédicule étroit qui remonte dans l'anus à une hauteur d'un centimètre environ, pour s'implanter sur la partie droite de la muqueuse rectale.

1er octobre. — Après avoir administré le chloroforme, on enlève par écrasement linéaire la demi-circonférence droite de la muqueuse de l'anus saisie entre les deux doigts, y compris la tumeur polypiforme. Pansement avec les rondelles d'amadou.

Les jours suivants, ni hémorrhagie, ni douleur notable, mais, après les sept ou huit premiers jours, le flux sanguin se reproduit comme auparavant. M. Chassaignac attribue cet accident à une disposition variqueuse de l'extrémité inférieure du rectum, et se propose d'enlever un cercle complet de cette muqueuse, attirée au dehors à l'aide de l'érigne multiple.

29 octobre. — Inhalation du chloroforme; application de l'écraseur. L'instrument était à peine mis en jeu depuis quelques instants, que l'on s'aperçut que le malade ne respirait plus. Son pouls était insensible, son visage pâle et inanimé; il était en un mot dans un état de mort apparente. L'insufflation bouche à bouche, les pressions alternatives sur les parois thoraciques, les frictions stimulantes, l'élévation des membres inférieurs et la position fortement déclive de la tête sont employées simultanément. Au bout de deux ou trois minutes, le malade commence à donner quelques signes de vie; de petits mouvements apparaissent d'abord dans les muscles des paupières, puis on observe quelques inspirations spontanées, d'abord incomplètes, pénibles et espacées par de longs intervalles, mais bientôt plus amples, plus fréquentes, et qui deviennent, après sept ou huit minutes, complétement normales, ainsi que les pulsations artérielles.

La cyanose, nulle au début de l'accident, commence à se manifester lors des premières inspirations et se dissipe ensuite après le retour complet à la vie. On achève l'écrasement du bourrelet muqueux en cinq ou six minutes ; la portion enlevée équivaut à peine au volume d'une petite noisette ; point d'hémorrhagie. Amadou ; bandage en T.

Dans la journée, douleurs supportables qui, le lendemain, sont encore moindres, mais s'accompagnent d'un peu de fièvre.

31 octobre. — L'appétit commence à revenir.

3 novembre. — Le malade n'a pas encore été à la selle. On prescrit 30 grammes d'huile de ricin. Efforts de défécation très-douloureux et infructueux.

4 novembre. — Douche rectale qui provoque une selle assez abondante mais accompagnée et suivie de douleurs très vives pendant toute la journée.

5 novembre. — Les douleurs continuent avec moins de violence.

A partir du 12 novembre, écoulement sanguin qui se supprime à peu près complétement, si ce n'est quelquefois au moment des garde-robes, lesquelles sont toujours très douloureuses.

Dans l'intervalle des garde-robes, le malade n'est pas complétement exempt de douleurs ; il se plaint d'une céphalagie intense qui pourrait bien avoir quelque rapport avec la suppression d'un flux hémorrhoïdal aussi invétéré. La suppuration de la plaie est très peu abondante.

4 décembre. — Plus d'écoulement sanguin depuis plusieurs jours ; plus de céphalalgie ; aucune douleur, même pendant l'acte de la défécation, qui est seulement un peu gêné par un très léger resserrement du tissu cicatriciel.

Le malade se trouvant en très bon état demande sa sortie.

Observation 19.

Bourrelet hémorrhoïdal opéré par écrasement linéaire. Guérison.

Ginesse (Pierre-Jean-Étienne), âgé de quarante-sept ans, gantier, entre à l'hôpital La Riboisière, le 18 octobre 1855.

Cet homme présente un bourrelet hémorrhoïdal circulaire complet, qui donne lieu, depuis plusieurs années, à des hémorrhagies dont la fréquence et l'abondance ont considérablement augmenté dans ces derniers temps. Il en est résulté une décoloration générale de la peau et des muqueuses accessibles à la vue, excepté toutefois de la muqueuse anale, qui est toujours d'un rouge vif. En même temps, cet homme est faible, ne peut marcher ni se livrer au moindre exercice sans éprouver de l'essoufflement et de la fatigue. En un mot, il existe un état anémique des plus prononcés.

L'opération est décidée et exécutée, le 19 octobre, par la méthode de l'écrasement linéaire.

Grand calme après l'opération ; point d'hémorrhagie.

20 octobre. On enlève l'appareil ; aucun accident ne se manifeste. Pansement avec la poudre d'amidon.

21. Le malade a de l'appétit et se trouve très bien. Il se plaint seulement d'une grande constipation et de la présence dans l'intestin d'une quantité considérable de gaz. Il n'a pas de sommeil. Poudre d'amidon.

22. Toujours de la constipation et de l'embarras du ventre par des gaz. On touche la plaie avec la solution de nitrate d'argent. Poudre d'amidon.

24. Comme on n'a plus lieu de redouter l'hémorrhagie, on administre l'huile de ricin, qui procure au malade plusieurs évacuations stercorales abondantes, et par suite un grand soulagement.

A dater de ce jour, l'état du malade s'améliore progressivement ; le sommeil, qui avait fui, revient et demeure régulier. Cet homme, qui, au moment de son entrée à l'hôpital, était anémique et sans forces, sort, le 17 novembre, dans un état de santé tout à fait satisfaisant.

Observation 20.

Bourrelet hémorrhoïdal compliqué de végétations. Ablation par la méthode de de l'écrasement linéaire.

Le nommé Bupont (Hippolyte), âgé de vingt-neuf ans, entre à l'hôpital La Riboisière, salle Saint-Louis, n° 2, le 21 mars 1856.

Ce jeune homme porte à la marge de l'anus une tumeur du volume à peu près d'une noix, d'une couleur rosée plutôt que rouge, et formée par plusieurs lobules aplatis d'excroissances végétatives granuleuses doublées à leur partie interne par un bourrelet hémorrhoïdal très évident. Les lobules sont tellement rapprochés les uns des autres, que l'ouverture anale disparaît au milieu d'eux. Ce n'est qu'en tâtonnant, pour ainsi dire, qu'on arrive à trouver l'orifice anal ; car le doigt s'engage souvent entre deux feuillets de ces excroissances. Le toucher rectal, du reste peu douloureux, montre que les végétations ne remontent pas sur le bourrelet hémorrhoïdal interne, qui est parfaitement lisse.

Dufour, doué d'une constitution assez forte, dit n'avoir jamais eu d'accidents syphilitiques, pas d'écoulements, ni de chancres. L'inspection attentive du gland n'y montre aucune trace de cicatrices. L'anus n'est pas infundibuliforme.

Le développement de cette tumeur s'est fait à l'insu du malade qui ne s'est aperçu de sa présence que depuis deux mois. Il n'en souffrait pas habituellement, mais les douleurs survenaient seulement lorsqu'il était constipé et que des matières dures et volumineuses déchiraient la muqueuse au passage. Dans ce cas, il y avait un très fort écoulement sanguin. Le frottement du pantalon et une marche prolongée échauffaient facilement la tumeur et augmentaient un suintement jaunâtre, habituellement peu considérable.

11 mars. Le malade est débarrassé de sa tumeur par l'écrasement linéaire. Un fil ciré est jeté à la base de la tumeur que l'on avait préalablement fait saillir au moyen de l'érigne multiple. Autour de cette première ligature on passe la chaîne de l'écraseur qui, en se prenant dans un des crochets de l'érigne, retarde la fin de l'opération. Comme le malade avait été chloroformisé et amené à l'état de tolérance anesthésique, ce petit contre-temps n'eut aucun inconvénient, et, après que l'on eut dégagé l'érigine, l'ablation de la tumeur s'opéra en six minutes et demie. Pansement avec les rondelles d'agaric.

11 mars, soir. Le malade, à cinq heures, ne peut pas uriner. Il souffre de la plénitude de la vessie. A huit heures, il urine abondamment; grand soulagement; pouls plein, fort, à 84.

12 mars. Deux pots de limonade; deux bouillons.

14 mars. Une bouteille d'eau de Sedlitz; solution; amidon.

15 mars. Deux portions. Depuis ce jour, le malade va de mieux en mieux et sort complétement guéri le 21 mars, dix jours après l'opération.

Observation 21.

Bourrelet hémorrhoïdal datant de dix-neuf ans. Amputation par écrasement linéaire. Guérison au bout de douze jours.

Ponthieu (Louis), menuisier, quarante-sept ans, est entré le 4 décembre 1855, à l'hôpital La Riboisière.

Ce malade se présente avec un bourrelet hémorrhoïdal énorme. La tumeur date de dix-neuf ans. Pendant treize ans, la présence de cette tumeur fût compatible avec une bonne santé. Elle ne causait que des douleurs assez rares et modérées, et les pertes de sang auxquelles elle donnait lieu étaient assez peu considérables. Mais depuis six ans la position de cet homme est devenue intolérable, tant à cause des souffrances qu'il endure, qu'en raison des pertes plus ou moins grandes de sang qu'il a éprouvées et qui l'affaiblissaient chaque fois à tel point qu'il était obligé de garder le lit pendant des semaines et même des mois entiers. Sa constitution autrefois très forte s'est notablement détériorée. La face est blême, les lèvres pâles, la démarche languissante, incertaine.

17 décembre. Après douze jours de séjour à l'hôpital, temps qu'on emploie à fortifier le malade et à lui procurer du repos, l'ablation du bourrelet hémorrhoïdal est pratiquée par la méthode de l'écrasement linéaire pendant le sommeil chloroformique. On panse aussitôt après avec des

rondelles d'agaric superposées et disposées en pyramide, puis maintenues par un bandage en T.

Le lendemain, 18 décembre, le malade va très bien et ne se plaint que de la présence d'une certaine quantité de gaz intestinaux, en même temps que d'une grande pesanteur de tête, suite de l'inhalation du chloroforme.

19. État excellent. On prescrit 30 grammes d'huile de ricin et deux pots de groseille.

20. Le malade va à la selle avec d'assez grandes douleurs. On saupoudre simplement la plaie avec de la poudre d'amidon.

21. Va de mieux en mieux ; les forces reviennent.

22. Le mieux continue ; les selles ont cessé d'être douloureuses. On touche la plaie avec la solution.

26. Nuits très bonnes ; plus de douleurs ; le malade se promène et mange bien.

27. Cicatrisation presque complète. Bain.

29. Les forces sont revenues ; la mine du malade est très bonne. Cicatrisation complète. Exeat.

Observation 22.

Bourrelet hémorrhoïdal compliqué de fistule à l'anus. Ablation de la tumeur par écrasement linéaire. Guérison.

Dicquemare (Alphonse), âgé de trente-huit ans, raffineur, est entré, le 18 décembre 1855, à l'hôpital La Riboisière.

C'est en portant un fardeau assez lourd que ce malade sentit sortir le bourrelet hémorrhoïdal, qui, une fois au dehors de l'anus, rendit la marche complétement impossible. Six jours après, il se présenta à nous pour se faire opérer.

Après une semaine de repos pendant laquelle plusieurs bains furent administrés, le malade fut soumis à l'opération, le 24 décembre, pendant le sommeil chloroformique.

La paquet hémorrhoïdal, dans l'épaisseur duquel se trouvait une fistule, qui jusqu'alors n'avait incommodé que médiocrement le malade, fut pédiculisé au moyen d'une ligature et séparé des parties saines par la chaîne de l'écraseur. Il n'y eut point d'hémorrhagie. Des rondelles d'agaric, maintenues par un double bandage en T, constituèrent le premier pansement.

Les jours suivants se passèrent sans aucun accident.

26 décembre. On saupoudre les parties malades avec de l'amidon, après avoir touché avec la solution. Le malade n'étant point encore allé à la selle, on prescrit 16 grammes d'huile de ricin.

4 janvier 1856. En examinant les progrès de la cicatrisation, on re-

marque au pourtour de l'anus, du côté gauche, une petite fistule négligée jusqu'alors. Elle est explorée immédiatement, et, le même jour, on passe un fil dans la solution de continuité. Ce fil servira de conducteur à la chaîne de l'écraseur.

7. Le malade, après avoir été endormi, est opéré sans accident de sa fistule, au moyen de la ligature métallique.

8. Va bien ; pas de fièvre ; se plaint seulement de la présence d'une certaine quantité de gaz dans l'intestin.

9. Le malade ne souffre nullement ; il est allé à la selle sans éprouver presque aucune douleur. Amidon ; solution. Eau de Sedlitz.

13. Garde-robes faciles et exemptes de toute douleur.

23. Le travail de la cicatrisation est très avancé. Le malade souffre à peine de l'introduction du doigt dans le rectum.

26. Le malade sort guéri.

Observation 23.

Tumeur hémorrhoïdale. Ablation par écrasement linéaire. Guérison au bout de vingt-cinq jours.

Eitique (Marie-Basile), âgé de quarante et un ans, corroyeur, entre à l'hôpital La Riboisière, le 2 janvier 1856.

Cet individu, d'une forte constitution, est atteint depuis deux ans d'hémorrhoïdes qui donnent lieu à des écoulements sanguins fréquents, mais peu considérables, et s'accompagnent de douleurs plus ou moins intenses. Depuis cinq ou six mois, ces tumeurs sont devenues plus volumineuses, plus gênantes et sortent de temps à autre pendant les efforts de défécation. Il suffit toutefois d'une faible pression exercée par le malade lui-même pour les faire rentrer. Dans l'opinion du malade, cette affection reconnaît pour cause la mauvaise habitude qu'il avait prise, il y a quelques années, de s'asseoir fréquemment sur des poêles chauffés.

Le 1er janvier, les hémorrhoïdes sortent encore ; mais elles ne peuvent être réduites comme d'ordinaire. De là, douleurs très vives, tuméfaction intense, épreintes, impossibilité de marcher, etc., qui décident le malade à entrer à l'hôpital.

2 janvier. — Il existe au niveau de l'orifice anal une tumeur tendue, violacée, du volume d'une grosse noix, et que l'on parvient à refouler complétement au-dessus de l'orifice anal.

3 janvier. — La tension a disparu. On voit sur le côté droit de l'anus une tumeur hémorrhoïdale molle, rosée, moins douloureuse que la veille, recouverte dans sa plus grande étendue par la muqueuse.

Les jours suivants, cette tumeur conserve le même aspect.

7 janvier. — Le malade étant soumis au chloroforme, l'hémorrhoïde

est saisie avec les doigts, pédiculisée au moyen d'un fil et enlevée en quelques minutes par l'écraseur linéaire. Pendant l'opération, il y a écoulement d'une petite quantité de sang fourni par la tumeur elle-même. Après la séparation de cette dernière, la plaie est complétement sèche. — Pansement avec l'amadou ; bandage en T.

Pendant les deux heures qui suivent l'opération, le malade souffre ; mais, dans la soirée, les douleurs ont cessé. Comme il y a difficulté d'uriner, on pratique le cathétérisme. Du reste, état général satisfaisant ; pas de réaction fébrile.

8 janvier. Va assez bien, sauf la gêne occasionnée par la présence d'une grande quantité de gaz dans l'intestin.

9 janvier. Douleurs vives, beaucoup de fièvre. On substitue au tampon d'agaric et au bandage en T, l'emploi de l'amidon en poudre. Huile de ricin, 16 grammes.

10 janvier. La plaie offre le meilleur aspect possible, mais comme le malade ne va point à la selle, on prescrit l'eau de Sedlitz à dose purgative, ce qui détermine plusieurs garde-robes assez douloureuses. A dater de ce jour, on touche tous les matins la plaie avec la solution de nitrate d'argent, puis on la saupoudre d'amidon.

13 janvier. Les garde-robes sont devenues plus faciles ; les douleurs décroissent avec rapidité. La plaie a toujours très bon aspect.

15 janvier. Amélioration notable ; les douleurs paraissent définitivement éloignées.

16 janvier. Le malade va très bien. Le travail de cicatrisation marche rapidement. Il n'y a plus aucune difficulté pour l'excrétion des matières fécales.

27 janvier. Cicatrisation complète.

2 février. Le malade sort entièrement guéri.

Observation 24.

Bourrelet hémorrhoïdal circulaire. Emploi de l'érigne multiple. Ablation du bourrelet hémorrhoïdal par l'écrasement linéaire. Guérison. — (Observation recueillie par M. Brongniart, interne des hôpitaux.)

Gertener (Guillaume), âgé de cinquante et un ans, cordonnier, est entré le 5 janvier 1856 à l'hôpital La Riboisière, salle Saint-Louis, n° 27.

Dès l'âge de onze ans, Gertener est astreint, par sa profession de cordonnier, à rester assis toute la journée. Il a remarqué une sorte de périodicité dans les maladies qui l'ont atteint depuis son enfance jusqu'à l'âge de trente-cinq ans, où les hémorrhoïdes survinrent. Au dire du malade, il aurait fait une maladie plus ou moins grave tous les cinq ans.

A dix ans une pneumonie, à quinze ans une pleurésie, à vingt et vingt-cinq ans des affections intestinales légères, à trente ans une fièvre typhoïde. Enfin à trente-cinq ans, apparut une tumeur hémorrhoïdale du volume d'un pois et qui ne sortait que dans les efforts de défécation et s'accompagnait d'un flux sanguin peu considérable.

De quarante à quarante-deux ans, les pertes de sang sont devenues très intenses. L'écoulement, qui n'avait jamais lieu qu'au moment des selles, se produisait souvent huit ou dix jours de suite, et la quantité de sang perdu à chaque garde-robe variait depuis un verre jusqu'à un demi-litre.

Depuis cette époque la tumeur a fait des progrès. Chaque effort de défécation en provoque la sortie. Toutefois elle peut être encore facilement réduite.

A quarante-sept ans, la tumeur qui a continué à grossir, sort quelquefois spontanément quand le malade reste longtemps debout. La réduction en est toujours facile.

Vers cette époque, la vue s'est affaiblie assez sensiblement pour qu'il dût renoncer à son état de cordonnier.

Pendant les quatre années qui précèdent l'entrée du malade à l'hôpital, la tumeur continue à faire des progrès, mais peu considérables. Le malade a souvent eu de légères indispositions qui se sont jugées par un flux hémorrhoïdal, mais la gêne et la douleur causées par le contact des vêtements quand la tumeur sort, ainsi que cela arrive par une marche ou une station prolongées, le décident à entrer à l'hôpital.

Au moment du premier examen, la tumeur était réduite, et rien ne faisait saillie au dehors. Le toucher rectal permit de reconnaître l'existence d'un bourrelet hémorrhoïdal complet, indolore.

Il y a environ deux mois que le malade n'a perdu de sang. Il éprouve, non pas de la céphalalgie, mais une certaine pesanteur de tête avec disposition aux vertiges. Son aspect est celui d'un homme anémique, teint pâle, un peu jaune, muqueuses décolorées, appétit faible, constipation fréquente.

6 janvier. — La tumeur n'ayant pas été réduite, elle peut être examinée. Elle consiste en un bourrelet circulaire formé de plusieurs tumeurs rapprochées : les unes, situées plus en dedans, sont rouges et revêtues par les muqueuses; les autres, plus en dehors, sont d'un rouge plus pâle et tapissées par la peau. La tumeur appartient donc à cette variété décrite par M. Chassaignac sous le nom de tumeurs hémorrhoïdales cutanéo-muqueuses.

13 février. — Le pourtour de la tumeur est rasé, et un lavement administré.

14 février. — L'opération est pratiquée de la manière suivante : L'érigne multiple est introduite de manière à amener au dehors toute la

tumeur ; une ligature formée d'un fil de soie double et ciré est jetée à la base de la tumeur pour la pédiculiser; la chaîne de l'écraseur est ensuite passée autour du pédicule.

Après avoir amené l'instrument à bonne constriction, on procède à l'écrasement en serrant d'un cran par quart de minute. Au bout de 12 minutes l'ablation est complète.

Le malade est pansé avec des rondelles d'agaric. Pas d'hémorrhagie. Les rondelles d'agaric sont fixées par une compresse et un bandage en T. Ce bandage, au lieu d'être formé de trois bandes minces, comme on le fait généralement dans les hôpitaux, consiste en un bandage de corps auquel sont cousues trois compresses-longuettes, d'une dimension suffisante pour être ramenées entre les cuisses et fixées à la partie antérieure du bandage, chacune par deux épingles. On a ainsi un appareil solide et peu susceptible de déplacement.

14 au soir. Le malade ne peut pas uriner. On tente le cathétérisme, d'abord avec la sonde d'argent, puis avec une sonde fine en gomme élastique. Pas de résultat. On n'insiste pas. Le soir, à sept heures, le malade urine seul.

15 janvier. Le malade est tourmenté par des gaz intestinaux. Une sonde de caoutchouc, introduite avec ménagement pour faciliter leur issue, fait sortir une certaine quantité de sang noirâtre. Une injection d'eau tiède est poussée par cette sonde pour la nettoyer. Huile de ricin, 15 grammes. Solution ; poudre d'amidon.

Les jours suivants, solution et amidon.

20. Un peu de constipation ; huile de ricin, 15 grammes. Quatre selles, dont deux très copieuses. Grand soulagement. Une portion.

22. Bain sulfureux. Depuis ce moment jusqu'au jour de sa sortie, le malade prend six bains sulfureux. L'appétit va toujours en augmentant ; la mine est meilleure, les nuits sont très bonnes, les digestions régulières. Il existe toujours un peu de douleur au moment des selles. Cette douleur, dont l'intensité varie suivant la consistance des matières, ne se prolonge pas après la défécation. Le malade sort le 7 février et promet de revenir nous voir à la consultation.

12 février. Le malade revient à la consultation. Il est très content de son état, a beaucoup d'appétit, souffre à peine en allant à la selle, peut marcher sans fatigue et reprend journellement des forces. Il doit reprendre très prochainement son travail.

Observation 25.

Tumeur hémorrhoïdale, enlevée par écrasement linéaire. Guérison. — (Observation recueillie par M. Heurtaux, interne des hôpitaux.)

Le 11 janvier 1856 est entré à l'hôpital La Riboisière, le nommé Dubois (Charles), âgé de vingt-six ans, employé. Forte constitution ; bonne santé habituelle.

Depuis son enfance, cet individu a eu les amygdales volumineuses ; il a toujours été sujet aux angines. Comme la gêne de la respiration et de la déglutition s'accroissait de plus en plus, il y a quatorze mois, Dubois résolut de se faire enlever les deux amygdales. A la suite de cette opération, qui fut pratiquée avec l'instrument de Fahnestack, il y eut une grande amélioration. Mais, depuis deux mois, la gêne est revenue.

A l'entrée du malade à l'hôpital, l'examen du pharynx montre que l'amygdale droite dépasse beaucoup les piliers du voile du palais ; la muqueuse correspondante est fortement colorée. L'amygdale gauche a dû être à peu près complétement enlevée, car elle offre peu de volume.

En outre, Dubois porte des hémorrhoïdes depuis six ans ; elles sortaient presque à chaque selle, et tous les deux mois donnaient lieu à des hémorrhagies assez abondantes, mais ne laissant à leur suite aucun affaiblissement. C'étaient là les seuls accidents qui en résultaient. Mais, depuis deux mois, ces hémorrhoïdes sont devenues bien plus gênantes. La douleur, pendant la marche et les garde-robes, les épreintes, la sortie des petites tumeurs dans les efforts de défécation, déterminent le malade à s'en débarrasser. Les tumeurs se présentent sous la forme d'un bourrelet circulaire, que le malade peut faire sortir à volonté, et sont enveloppées en partie par la peau du voisinage, en partie par la muqueuse.

Le 21 janvier, l'amygdale droite est enlevée complétement par M. Chassaignac, qui, par cette opération, se propose de rendre aux voies respiratoires toute leur liberté, condition indispensable pour opérer ultérieurement, avec plus de sécurité, les tumeurs hémorrhoïdales. Les suites de l'enlèvement de cette amygdale sont des plus simples ; c'est à peine s'il s'est écoulé quelques gouttes de sang.

Le 28 janvier, le malade est amené à l'état de tolérance anesthésique ; la tumeur est accrochée avec l'érigne multiple à crochets divergents, pédiculisée avec un fil, et séparée en quelque minutes à l'aide de l'écraseur linéaire. Quelques gouttes de sang s'écoulent pendant l'opération, et elles sont fournies par la tumeur elle-même. (Amadou, bandage en T.) Le malade souffre après l'opération pendant une heure environ ; le soir, point de fièvre.

29 janvier. État très satisfaisant. Il y a eu du sommeil la nuit dernière ; aucune douleur. (Une portion.)

30 janvier. Le malade va bien ; point de fièvre ; chaleur légère à la région anale, point de douleur. Les pièces du pansement sont enlevées.

31 janvier. Il y a eu une selle spontanée ne déterminant que peu de souffrances. Dès lors, tous les matins la plaie est badigeonnée avec la solution et saupoudrée d'amidon.

Le lendemain, 1er février, on administre l'huile de ricin qui procure trois garde-robes peu douloureuses.

Du reste, ce cas est remarquable par la bénignité extrême des phénomènes consécutifs à l'opération. Tout se passe à merveille les jours suivants : douleur pour ainsi dire nulle, selles faciles ; état satisfaisant de la plaie ; rien de spécial à noter.

L'opéré sort de l'hôpital le 26 février. A cette époque, la plaie n'est pas encore complétement cicatrisée, et le malade dit que pendant les garde-robes il perd un peu de sang ; il n'existe pourtant aucune autre tumeur hémorrhoïdale, et bien évidemment le sang est fourni par la petite plaie.

Le résultat de l'ablation de l'amygdale droite est des plus satisfaisants ; l'opération a fait disparaître les symptômes d'angine dont le malade était incommodé depuis si longtemps ; la respiration et la déglutition sont redevenues tout à fait libres.

Observation 26.

Tumeur hémorrhoïdale opérée par l'écrasement linéaire. Guérison. — (Observation recueillie par M. de Saint-Germain, interne des hôpitaux, petit-fils du malade.)

M. Mouchel, âgé de soixante-huit ans, demeurant à Passy, rue de Ville-Just, 20, jouissant d'ailleurs d'une excellente santé, éprouva en 1830 un flux hémorrhoïdal assez considérable. La tumeur n'était alors que peu volumineuse, et, de 1830 à 1837, les douleurs qu'elle occasionnait étaient supportables ; seulement, le flux avait fini par devenir fort abondant et allait même parfois jusqu'à provoquer des syncopes.

A partir de 1837, la tumeur hémorrhoïdale devint extrêmement douloureuse. Le malade ne pouvait marcher sans qu'elle sortît, et comme il se déclarait, presque immédiatement après la sortie du bourrelet, une irrésistible envie d'uriner, cet état devenait intolérable. Il affirme n'avoir pas été un seul jour sans souffrir de 1837 à 1848.

Chaque matin le malade allait régulièrement à la selle au moyen d'un quart de lavement. Immédiatement après, il était contraint de faire rentrer la tumeur hémorrhoïdale et de rester vingt minutes environ assis sur une compresse avant de pouvoir faire un pas.

Ses travaux l'obligeant à rester journellement assis, il attribue en grande partie à cette vie sédentaire le développement de son affection.

C'est surtout pendant la marche que les douleurs se faisaient sentir. Hâtait-il le pas, s'arrêtait-il un moment ? aussitôt les hémorrhoïdes sortaient. Aussi la difficulté qu'il éprouvait à les réduire quand il se trouvait hors de chez lui le forçait-elle à choisir pour lieux de promenade les endroits les plus déserts.

La continuité de ces souffrances avait fini par agir sur son moral, qui s'affectait chaque jour davantage. Il avait pris la vie presque en dégoût.

En résumé, cette tumeur hémorrhoïdale, que le malade a gardée environ vingt-cinq ans, a été supportable les sept premières années ; mais elle est devenue intolérable les dix années suivantes, durant lesquelles il ne se souvient pas, comme nous l'avons dit plus haut, d'avoir eu un seul jour de répit.

De 1848 à 1853, les douleurs devinrent moins vives ; le flux s'arrêta presque complétement, et le malade eut même dans le cours de cette période quelques instants de bien-être qui lui firent espérer une guérison. La tumeur semblait considérablement diminuée et comme revenue sur elle-même. Ce fut en 1854 que cette tumeur reparut graduellement, et en 1855 elle avait acquis un volume considérable. Les douleurs étaient devenues si intolérables que le malade dut se résoudre à une opération.

Cette opération fut pratiquée par M. Chassaignac, le 15 janvier 1856, dans la maison de santé des frères hospitaliers de Saint-Jean-de-Dieu, rue Oudinot, à Paris.

Le malade, avant l'arrivée du chirurgien, avait fait sortir ses hémorrhoïdes, qui présentaient un volume à peu près égal à celui d'un gros œuf de poule. Il fut amené à l'état de tolérance anesthésique au moyen du chloroforme.

Cette opération préliminaire n'était pas sans quelque danger, en raison de la constitution éminemment apoplectique du malade et de sa tendance habituelle aux syncopes.

La tolérance fut pourtant obtenue au bout d'un temps assez court. C'est alors que M. Chassaignac introduisit dans l'anus son érigne à branches multiples et fit saillir la tumeur dans toute son étendue. L'énorme bourrelet ayant été pédiculisé, l'anse métallique fut placée dans le sillon tracé par le fil, et l'appareil amené à bonne constriction. Les crémaillères furent mises en jeu ; on avançait d'un cran par quart de minute. La résistance fut vive. Quelques gouttes de sang coulaient par les piqûres que l'érigne avait faites ; au bout de treize à quatorze minutes la tumeur se détacha : la plaie était parfaitement nette.

On recouvrit aussitôt la solution de continuité avec des rondelles d'amadou disposées en pyramide que l'on assujettit avec un bandage de corps, puis le malade fut reporté à son lit. L'immobilité complète est recommandée. Bouillon et tisane.

Le 16, état très satisfaisant; le malade a souffert pendant trois heures après l'opération. La nuit a été bonne; il a dormi.

Les 17, 18 et 19, le mieux continue. Le malade prend quelques aliments. Il ne ressent qu'un peu de faiblesse. On remarque que malgré quelques lavements et quelques laxatifs légers, les selles sont très peu abondantes, pour ainsi dire nulles. D'ailleurs pas de tympanite, pas d'accidents graves.

20. On prescrit au malade 30 grammes d'huile de ricin. Vers onze heures du matin, il est pris d'une violente colique et parvient à expulser une assez grande quantité de matières dures et marronnées. La douleur causée par cette première selle est très vive. M. Chassaignac, appelé immédiatement, fait cesser tous les accidents au moyen d'un bain, d'un lavement émollient mucilagineux, d'un cataplasme sur le ventre et d'un liniment au chloroforme.

Les jours suivants, les douleurs sont presque nulles, l'état local et l'état général très satisfaisants. Le malade sort de la maison de santé le 28 janvier.

Tout semblait terminé, quand le malade s'aperçut, une fois rentré chez lui, que les selles devenaient presque nulles. Tous les deux ou trois jours il parvenait après de longs efforts à expulser quelques matières moulées comme du macaroni. Cet état dura environ quarante-trois jours. Au bout de ce temps, il alla trouver M. Chassaignac qui constata un rétrécissement assez considérable de l'orifice anal, et se proposa de le dilater.

Il pratiqua cette dilatation le jeudi 20 mars, en introduisant successivement deux doigts dans l'anus. La douleur fut assez vive mais de peu de durée, et cette opération fut immédiatement suivie d'une selle abondante composée cette fois de matières dures et de volume normal.

Les jours suivants le malade continue à fonctionner régulièrement au moyen de lavements. La constipation a complétement disparu.

Aujourd'hui, 26 avril, sa santé est parfaite; il va à la selle sans lavements et il entreprend les plus longues courses sans aucune fatigue.

Ce malade, revu en novembre 1857, jouit d'une guérison et d'une santé parfaites.

Observation 27.

Bourrelet hémorrhoïdal opéré par écrasement linéaire. Guérison. — (Observation recueillie par M. Alf. Heurtaux, interne des hôpitaux.)

Danel (Paul), âgé de cinquante et un ans, tourneur en chaises, entre le 19 janvier 1856, à l'hôpital La Riboisière. Doué d'une assez forte constitution, cet homme a été d'une bonne santé jusqu'en 1848, époque à laquelle parurent les hémorrhoïdes.

Pendant cinq ou six ans, les tumeurs hémorrhoïdales sont restées petites, peu gênantes, et ne sortaient que quand le malade faisait des efforts de défécation. Mais depuis deux ans il n'en est plus ainsi. Deux ou trois fois dans le cours de l'année, le malade est pris d'un véritable flux hémorrhoïdal, persistant de quinze jours à six semaines, et pendant toute la durée duquel il perd un verre de sang par jour. Fréquemment ce flux est précédé, dit-il, d'étourdissements intenses ; mais les hémorrhagies laissent à leur suite une grande faiblesse, des palpitations, de l'essoufflement, accidents contre lesquels on avait conseillé l'emploi des ferrugineux. Presque constamment il existe des coliques, de la pesanteur lombaire, de la chaleur et de la tension à la région périnéale.

Tout cela a porté atteinte au moral du sujet ; et Danel s'affecte beaucoup à l'idée de l'opération, dont les suites surtout sont pour lui un grand sujet d'inquiétude.

Pendant tout le mois qui a précédé l'entrée du malade, il y a eu des hémorrhagies paraissant se produire, comme les écoulements antérieurs, sous l'influence de la fatigue ; elles ont cédé au repos que le malade a pris à l'hôpital.

Voici sous quel aspect se présentent les hémorrhoïdes : à droite de l'orifice anal, se voient deux ou trois tumeurs, dont chacune a le volume d'une noisette ; elles sont enveloppées, partie par la peau, partie par la muqueuse. Leur couleur est rosée, leur consistance assez molle. La pression qu'on y exerce est peu douloureuse. A gauche, existent d'autres tumeurs du même volume que les précédentes ; mais recouvertes par la muqueuse seule, on ne les voit que lorsque le malade vient d'aller à la selle.

Ces hémorrhoïdes sont donc actuellement peu gênantes, et Danel attribue cette amélioration au repos qu'il a pris. Cependant il y a toujours gêne de la marche, sensation de corps étranger ; fréquents et inutiles besoins d'aller à la selle. Le malade présente de plus quelques dilatations variqueuses à la jambe droite.

Le 27 janvier, on prescrit l'eau de Sedlitz afin de préparer le malade à l'opération.

Le 28, pendant la tolérance anesthésique, on amène la tumeur complétement au dehors au moyen de l'érigne multiple à crochets divergents ; on pédiculise avec un fil, et la chaîne de l'écraseur est engagée autour du pédicule. La section est opérée en quatre ou cinq minutes, et les quelques gouttes de sang qui s'écoulent viennent de la tumeur elle-même, à travers les piqûres faites par l'érigne. Pansement avec rondelles d'amadou ; bandage en-T.

Le malade souffre un peu le reste de la journée et une partie de la nuit ; le pouls est légèrement accéléré. Inutile de dire qu'il n'y a pas eu la moindre hémorrhagie.

Le 29 au matin, l'état de l'opéré est excellent ; il ne souffre plus, la fréquence du pouls est redevenue normale, le malade manifeste même le désir de prendre des aliments. Le bandage est en parfait état, sans trace de sang. L'émission des gaz s'est faite avec la plus grande facilité.

Le 30, état satisfaisant, pas la moindre fièvre ; le malade dit qu'il n'éprouve à l'anus que quelques picotements. Le bandage est enlevé.

Le 31, tout va bien ; un bain est donné le matin, et dans la journée il y a trois selles spontanées, médiocrement douloureuses. A partir de ce jour, tous les matins la petite plaie est touchée avec la solution d'azotate d'argent et saupoudré d'amidon.

Le 1er février au matin, on donne l'huile de ricin qui détermine deux nouvelles garde-robes. La douleur n'est pas très vive ; l'état général est très bon comme les jours précédents.

Le 2, le malade ne souffrait pas au moment de la visite, lorsqu'une selle survenue vers dix heures de la matinée, provoque des douleurs très violentes qui persistent tout le jour.

Le 6 et le 8, l'hyperesthésie anale a beaucoup diminué ces jours-ci ; le passage des matières n'est plus accompagné de ces souffrances que redoutait le malade. L'état moral s'est beaucoup amélioré.

Rien de particulier les jours suivants : garde-robes faciles, bon appétit ; le malade sort le 16 février dans un état très satisfaisant.

Observation 28.

Tumeur hémorrhoïdale compliquée de fistule à l'anus avec diverticule périnéal.

Michaux (François-Armand), âgé de trente-cinq ans, marchand des quatre-saisons, entre à La Riboisière le 9 janvier 1856. Bonne constitution, bonne santé.

Il y a huit ans que cet homme est atteint d'un bourrelet hémorrhoïdal latéral siégeant à gauche. Peu de temps après la formation de la tumeur hémorrhoïdale, les tiraillements dont elle était le siége après chaque selle et les douleurs qui s'ensuivaient déterminèrent un abcès du volume d'une petite noix. La collection fut évacuée à l'aide d'une incision ; mais l'ouverture, restée fistuleuse depuis lors, a laissé constamment écouler un peu de liquide roussâtre à odeur stercorale. Du reste, cette petite lésion ne produisait aucune gêne, et le malade pouvait vaquer à ses occupations.

Vers le milieu d'octobre 1855, il survint de la douleur du même côté de l'anus, et en même temps apparaissait en ce point une tumeur du volume d'une forte noix. Le malade prit du repos, fit des applications de cataplasmes, et, le 11 novembre, le plus formé s'est frayé un passage à travers l'ouverture de la fistule antérieure. Le malade favorisait lui-même l'issue du liquide par la pression, et depuis cette époque la suppuration est restée assez abondante pour nécessiter l'emploi d'une garniture de linge.

État actuel. — A droite de l'anus existe une tuméfaction large comme la paume de la main, envoyant en avant un prolongement jusqu'au milieu du périnée; cette tumeur est molle au centre, indurée dans une bonne partie de son étendue à sa périphérie; sa coloration est d'un rouge terne. Tout près de l'anus on aperçoit une petite ouverture à travers laquelle s'écoule du pus quand on comprime la tumeur précédemment indiquée. De plus, le relief interne formé par le demi-bourrelet hémorrhoïdal est très facile à sentir quand on introduit le doigt dans le rectum en le ramenant en crochet.

Une sonde cannelée introduite par l'orifice se rend d'abord avec la plus grande facilité à la partie moyenne du périnée, à 7 ou 8 centimètres. Dans ce point, la peau, amincie et peu résistante, est aisément percée par l'extrémité de l'instrument. D'un autre côté, le doigt introduit dans le rectum sent bientôt en arrière, sur la ligne médiane, une petite dépression infundibuliforme, limitée en haut et en bas par deux brides transversales. Si alors, toujours à partir de la même ouverture externe, on dirige la sonde directement en haut, cet instrument arrive dans le rectum par le petit infundibulum. C'est donc là que se trouve l'orifice interne, entre les fibres du sphincter même, la plus grande partie de ce muscle étant placée au-dessous.

Le 31 janvier, au moyen de bougies de gomme élastique, on introduit dans l'orifice externe de l'ancienne fistule deux tubes à drainage, dont l'un va sortir par l'anus, l'autre par l'ouverture périnéale pratiquée au moyen de la sonde.

Le 4 février, le malade étant soumis au chloroforme, on se sert de deux écraseurs à la fois, dont les chaînes parcourent: l'une d'elles, le trajet périnéal, l'autre la fistule anale. Les deux ponts se trouvent ainsi divisés en même temps, dans l'espace de quelques minutes, sans écoulement sanguin (plaie pansée comme à l'ordinaire avec l'amadou et le bandage en T.) Après cette opération, le malade a eu une heure et demie de souffrances, mais très modérées, et dans le reste de la journée il se trouve bien; fièvre nulle, calme parfait.

Le 5 février, le malade va spontanément à la selle presque sans souffrance.

6 février. — On enlève complètement le bandage en T. Les plaies sont touchées avec la solution et saupoudrées d'amidon.

Les jours suivants, rien de nouveau; la plaie périnéale se présente sous l'aspect d'une longue rigole antéro-postérieure; les bords s'affaissent peu à peu, et des bourgeons charnus se développent sur toute sa surface.

Le 11 février on donne une bouteille d'eau de Sedlitz pour combattre la constipation qui existe depuis quelques jours, ce qui procure plusieurs selles à peine douloureuses.

Les jours suivants l'état des plaies est excellent ; seulement l'engorgement, qui était situé à la fesse droite, au voisinage du diverticule périnéal, persiste encore, mais sans inflammation.

Pendant la fin de février et le commencement de mars, la plaie marche constamment, quoique avec lenteur, vers la cicatrisation ; l'empâtement sur lequel elle repose diminue graduellement, sans disparaître tout à fait. Tous les jours le malade va naturellement à la selle, sans douleurs, et quand il sort de l'hôpital, le 8 mars, il reste seulement une plaie linéaire, en forme de croissant, dont l'une des extrémités répond à l'anus et l'autre au point le plus reculé du diverticule périnéal que présentait la fistule.

Observation 29.

Bourrelet hémorrhoïdal circulaire. Opération par écrasement linéaire.

M. Delienne, charron, âgé de quarante-six ans, demeurant quai Valmy, 189, est affecté depuis douze ans de tumeurs hémorrhoïdales. Ces tumeurs s'accompagnèrent, peu de temps après leur apparition, d'accidents divers, tels que flux de sang, constipation, douleurs anales, gêne dans la défécation, la marche, la position assise, etc. La répétition fréquente et l'intensité croissante de ces accidents décidèrent le malade à réclamer les secours de l'art chirurgical, et c'est dans ce but qu'il entra il y a huit ans à l'hôpital Beaujon, dans le service de M. Laugier.

Ce chirurgien pratiqua, en effet, à l'aide du bistouri, l'ablation de quelques-unes de ces tumeurs ; puis M. Huguier ayant été appelé à remplacer M. Laugier dans son service, fit une seconde opération dans laquelle il enleva également, à l'aide de l'instrument tranchant, quelques bourrelets hémorrhoïdaux. Ces deux excisions furent suivies l'une et l'autre d'accidents de dysurie et de rétention des matières fécales, accidents qui durèrent, au dire du malade, quatorze jours dans le premier cas et neuf jours dans le second. Néanmoins, la guérison eut lieu, et deux ans s'écoulèrent sans que le malade ressentît l'atteinte de l'affection dont il avait été traité.

Mais, ces deux années écoulées, les tumeurs hémorrhoïdales se reproduisirent, et avec elles toute la série des accidents qui s'étaient manifestés dans la première période de la maladie. Seulement, les hémorrhagies rectales s'accompagnaient de symptômes de faiblesse de plus en plus prononcés, tremblement des genoux, pâleur, tendance syncopâle, etc. De plus, ces hémorrhagies semblaient alterner avec des maux de gorge plus ou moins intenses.

Cependant la constitution du malade ne paraît pas avoir beaucoup souffert de cette longue durée de l'affection hémorrhoïdaire. L'auscultation du cœur ne fait reconnaître l'existence d'aucun bruit de souffle. Il n'y a point eu de dépérissement appréciable.

L'état de maigreur et de pâleur qu'on observe actuellement chez M. Delienne lui serait, à ce qu'il paraît, habituel.

Les souffrances du malade augmentant toujours, il avait déjà plusieurs fois songé à s'en affranchir par une opération. La circonstance suivante l'engagea à réaliser son projet : dans la journée du 8 février 1856, les tumeurs hémorrhoïdales sortirent pendant un effort de défécation, et les moyens à l'aide desquels la réduction se faisait d'ordinaire échouèrent complétement. Le malade, à qui il suffisait, par exemple, de vider sa vessie pour faire rentrer ses hémorrhoïdes, ne put réussir ni par ce moyen, ni par des pressions réitérées, à réduire l'intestin prolapsé, et dans cet état les douleurs étaient telles, qu'il demanda à être opéré.

M. Chassaignac, appelé par le médecin ordinaire de Delienne, M. Chartrouc, procède à cette opération dans la journée du 10 février par la méthode de l'écrasement linéaire.

Déjà, dans la matinée de ce jour, le chirurgien de l'hôpital La Riboisière avait constaté l'existence de l'une des tumeurs hémorrhoïdales; mais, au moment de pratiquer l'opération, le malade ayant été engagé à faire effort comme pour aller à la selle, on put s'assurer qu'il existait, non pas une ou deux tumeurs latérales, comme on l'avait tout d'abord supposé, mais un véritable bourrelet circulaire constitué par une série de bosselures rouges, luisantes, et comme distendues par le liquide sanguin qui les remplissait. Ce bourrelet formant un tout continu, reposait par sa base sur la muqueuse intestinale prolapsée, et que l'on distinguait aisément à sa couleur bleuâtre, légèrement vineuse dans le cas particulier.

La constatation d'un bourrelet hémorrhoïdal au lieu d'une simple tumeur latérale dut faire changer le plan de l'opération. Au lieu d'avoir à pédiculiser tout simplement et sans le secours d'aucune manœuvre préalable au moyen d'un fil, on dut recourir à l'emploi de l'érigne divergente. Celle-ci ayant été introduite dans l'anus ramena au dehors, après avoir été déployée, le bourrelet circulaire, sur la base duquel on put jeter une anse de fil qui, convenablement serrée, forma le pédicule.

La chaîne de l'écraseur fut alors appliquée sur ce pédicule et amenée à bonne constriction. Seize minutes suffirent pour détacher entièrement la tumeur. Il ne s'écoula pas de la plaie circulaire, résultant de l'opération, plus de trois à quatre gouttes de sang.

Nous devons faire remarquer que le malade n'avait pas été soumis à l'inhalation du chloroforme, et que, pendant une bonne partie de l'opération, il poussa des cris et fit des efforts qui pouvaient faire redouter, en raison de la gêne apportée à la circulation, un certain degré d'hémorrhagie. Or, il n'en fut rien, et la plaie, ainsi que nous l'avons dit, était à peu près complétement sèche.

Une agitation nerveuse assez vive, et qui ne dura guère plus de trois quarts d'heure, suivit l'opération. Le calme se rétablit et la nuit fut excellente.

Une précaution dont nous avons eu beaucoup à nous louer, et que nous avons prise à l'égard de ce malade, a consisté, préalablement à l'introduction de l'érigne, dans l'emploi de la dilatation forcée de l'anus à l'aide des doigts recourbés en crochet. Cette précaution, que nous ne manquons jamais d'employer chez tous les malades qui doivent être opérés de tumeurs hémorrhoïdales par écrasement linéaire, a pour avantage de préserver les malades de la sensibilité plus ou moins vive qui règne à la région anale pendant quelques jours après l'opération.

Observation 30.

Bourrelet hémorrhoïdal opéré par écrasement linéaire. Guérison. — (Observation recueillie par M. Heurtaux, interne des hôpitaux.)

Mongin (Ange-François), âgé de quarante-six ans, confiseur, demeurant rue Pigale, entre le 12 février 1856 à l'hôpital La Riboisière.

Cet individu a joui dans sa jeunesse d'une très bonne santé ; il est fortement constitué, seulement son visage est naturellement pâle, ce qui doit être attribué à sa profession.

C'est en 1839 qu'il a commencé à s'apercevoir des hémorrhoïdes pour lesquelles il vient aujourd'hui réclamer des soins. Dans l'origine, ces tumeurs étaient peu volumineuses, sortaient rarement, et incommodaient fort peu le malade. Mais au bout de quelques mois, ayant subi un accroissement de volume assez considérable, elles donnaient lieu à des pertes sanguines qui se reproduisaient à quinze jours ou un mois d'intervalle. A chacune de ces périodes, l'écoulement se faisait lorsque le malade allait à la selle, et durait trois ou quatre jours. La quantité de sang perdue à chaque selle est évaluée par le malade à un demi-verre au plus ; car Mongin faisait rentrer immédiatement ses hémorrhoïdes, ce qui mettait un terme à l'hémorrhagie. A la suite du flux, il ne restait qu'un peu de faiblesse, sans palpitation ni essoufflement. Du reste, les autres symptômes éprouvés par le malade étaient de la gêne, des picotements pendant la marche, des épreintes. Il y avait également tension, sentiment de chaleur et de pesanteur à l'anus, mais point de coliques ; jamais de vertiges, soit avant, soit après la période du flux.

Les choses en étaient là, lorsqu'en 1841 ou 1842 (le malade ne peut spécifier bien exactement), Mongin entra à la Charité, dans le service de M. Velpeau, pour se faire enlever ses hémorrhoïdes. L'opération fut pratiquée au moyen de l'instrument tranchant. N'a-t-on détruit alors que les tumeurs les plus externes, comme l'affirme le malade? C'est là une question difficile à résoudre; toujours est-il qu'à la suite il n'y eut aucune amélioration dans l'état du malade. Ce dernier a, depuis lors, abandonné son affection à elle-même, et les tumeurs ont continué leurs progrès. La gêne qui en résulta devint alors extrême; il y a exagération de tous les phénomènes indiqués plus haut. Non-seulement, les hémorrhoïdes sortent à chaque selle, mais encore fréquemment pendant la marche; et le malade est contraint de les faire immédiatement rentrer à cause de la douleur qu'il éprouve et de l'imminence de l'hémorrhagie.

Le jour de son entrée à l'hôpital La Riboisière, on lui fait donner un lavement destiné à faire sortir les hémorrhoïdes. Ces tumeurs se présentent alors sous la forme d'un bourrelet énorme, ayant presque le volume du poing, bosselé, rénitent, et recouvert dans toute son étendue par une muqueuse fortement congestionnée. Les hémorrhoïdes occupent tout le pourtour de l'intestin; de plus, en un point circonscrit, à gauche, on trouve un espace où la muqueuse, adossée à elle-même, descend encore plus bas que le paquet hémorrhoïdal, de sorte qu'il existe bien évidemment en même temps une procidence de la muqueuse rectale. Après cet examen, la tumeur est facilement réduite.

Le malade offre un varicocèle volumineux à gauche, existant depuis la jeunesse, et ne l'incommodant nullement. Enfin les veines du membre inférieur gauche participent un peu à la même altération. La question d'hérédité donne des résultats négatifs.

Le 18 février 1856, le malade est amené à l'état de tolérance anesthésique; les hémorrhoïdes sont attirées au dehors avec l'érigne à branches multiples. La tumeur est pédiculisée au moyen d'un fil et séparée à l'aide de l'écraseur linéaire. Aucun écoulement de sang pendant l'opération. Pansement avec rondelles d'amadou, et bandage en T.

La tumeur enlevée se compose de deux masses presque complétement isolées. Recouverte dans toute son étendue par la muqueuse inégalement coupée, sa structure représente tout à fait un tissu veineux érectile, analogue à celui des corps caverneux, offrant çà et là des vaisseaux plus développés. La consistance, uniforme dans tous les points, se rapproche de celle d'une éponge un peu ferme.

Dans la journée du 18, l'état du malade a été excellent; pendant une heure et demie après l'opération, il y a eu douleur, mais très modérée; dans l'après-midi, calme parfait, point de fièvre. Pas la moindre hémorrhagie.

19 février. — Le malade se trouve très bien; il a eu un peu de sommeil cette nuit, n'a plus souffert un seul instant. L'excrétion des urines a été

facile; il y a eu émission de quelques gaz par l'anus. L'opéré manifeste le désir de prendre quelques aliments.

20 février. — L'état continue à être des plus satisfaisants; ni douleur ni fièvre, bon appétit. On enlève l'appareil; et la plaie, qui n'offre qu'une étendue de 4 à 5 centimètres environ, est touchée avec la solution et saupoudrée d'amidon.

21 février. — Ce matin on a donné l'huile de ricin, ce qui a déterminé deux selles liquides, peu douloureuses. Du reste, le malade va parfaitement; la nuit précédente a été bonne, il y a absence complète de réaction générale.

Le 25 février, le malade a une selle spontanée, de consistance moyenne, mais qui détermine encore une assez vive douleur. Du reste, état très satisfaisant. La plaie n'offre qu'une médiocre étendue; une petite tumeur hémorrhoïdale, placée à la partie postérieure de l'anus, a échappé à l'écrasement. Depuis cette époque, chaque jour le malade a une selle; il ne souffre point et se lève.

Dans le commencement du mois de mars, l'heureux résultat de l'opération ne se dément pas. Tous les jours il y a une garde-robe; et quoique les matières soient devenues d'une ferme consistance, elles sont évacuées avec facilité et sans douleur. Mongin sort de l'hôpital le 11 mars, dans l'état le plus satisfaisant.

Le 5 avril, Mangin s'est présenté de nouveau à l'hôpital demandant à être opéré d'une portion de membrane de muqueuse d'un volume égal à celui d'une framboise et qui le soir, après le travail de la journée, fait saillie au dehors de l'anus, gênant ainsi quelque peu la marche.

Le 14 avril, le malade, après avoir préalablement pris un lavement destiné à faciliter la sortie de la portion de muqueuse dont la première opération ne l'avait pas débarrassé, est soumis à une seconde opération, mais beaucoup moins grave que la précédente.

La petite tumeur à enlever est saisie avec des pinces. Une ligature est passée à sa base; puis enfin on embrasse le pédicule avec la chaîne de l'écraseur qui en fait la section. Un bandage en T garni d'un tampon d'amadou s'appliquant sur la plaie fut disposé autour du corps du malade.

Le 17, la plaie étant presque entièrement cicatrisée, le malade sort. Il se pansera lui-même avec la poudre d'amidon.

Observation 31.

Ablation d'un bourrelet hémorrhoïdal complet par l'écrasement linéaire. — (Observation recueillie par M. Brongniart, interne des hôpitaux.)

Testai (Salvator), âgé de cinquante-sept ans, pharmacien, rue Saint-Honoré, 257, né à Catane, entre le 17 février 1856 à l'hôpital La Riboisière.

Nous n'avons aucun renseignement sur les antécédents de ce malade, qui ne parle ni ne comprend le français. Il est porteur d'un bourrelet hémorrhoïdal circulaire très volumineux, qui ne sort que par les efforts de la défécation et se réduit sans peine. La constitution de cet homme semble détériorée; il est pâle; cependant il paraît très vif, et peut-être cette pâleur est-elle naturelle. Un ami du malade étant venu le voir, nous apprenons qu'en 1850 son état a été amélioré par une cautérisation du fer rouge faite à Rome.

Le 4 mars, on procède à l'ablation de la tumeur par l'écrasement linéaire. Le malade étant endormi, une ligature est appliquée de manière à laisser tout à fait en dehors les crochets de l'érigne multiple. La chaîne de l'écraseur est ensuite passée. Au lieu de serrer d'un cran toutes les 15 secondes, comme c'est son habitude, M. Chassaignac accélère un peu le mouvement et avance d'un cran toutes les 10 secondes. Après la section complète, il s'écoule du sang en quantité peu considérable, mais d'une manière continue, ce qui n'a jamais lieu quand on se conforme au précepte formulé à cet égard. Pansement à l'amadou.

Le 4 au soir, le pansement est imbibé de sang; on le change et on le réapplique plus serré.

Le 5 mars, le pansement est encore plein de sang; on le change. Le soir, nouveau suintement sanguin, mais moins considérable.

Le 7 mars, selle noire, renfermant une grande quantité de sang dû, non pas à une nouvelle hémorrhagie, mais à l'accumulation de sang qui s'était faite dans le rectum après l'opération. Deux portions de poulet; eau de Seltz, limonade.

8 mars. Le malade va bien; cependant la langue est toujours blanche. Eau de Seltz; huile de ricin, 16 grammes; limonade citrique.

12 mars. Huile de ricin, 15 grammes. Le malade va de mieux en mieux et sort guéri le 31 mars 1856.

Observation 32.

Ablation d'une tumeur hémorrhoïdale par l'écrasement linéaire. — (Observation recueillie par M. Brongniart, interne des hôpitaux.)

Bertrand (Jules), âgé de vingt-six ans, cordonnier, entre le 27 mars 1856 à l'hôpital La Riboisière. Bonne constitution, pas de maladies antérieures.

Cet homme est porteur d'une tumeur hémorrhoïdale volumineuse qui le fait souffrir et sort pendant la défécation. La réduction en est généralement facile. Elle ne flue pas souvent, mais le flux est toujours très abondant. La position assise que nécessite la profession de cet individu le fatigue beaucoup; aussi est-il parfaitement décidé à tout souffrir pour être débarrassé de ses hémorrhoïdes que complique un prolapsus de la muqueuse rectale.

Le 7 avril, on procède à l'ablation de sa tumeur. Il est endormi par le chloroforme. Emploi de l'érigne à branches multiples, etc. L'ablation est complète en 7 minutes. Pansement avec l'agaric. Après l'opération, il s'est écoulé quelques cuillerées de sang.

Le 7 avril au soir. Le malade a été à la selle et a rendu plein un bassin de sang pur. Il a des coliques, il est pâle; sueurs peu abondantes. Lavement composé de 150 grammes d'infusion de roses, 10 grammes d'alun.

Le 8, selles encore sanguinolentes; meilleur visage.

Le 10, le malade n'a pas été à la selle depuis douze jours. Une bouteille d'eau de Sedlitz.

Le 14, nouvelle purgation avec 15 grammes d'huile de ricin.

Le 16, le malade mange quatre portions. Le doigt introduit dans le rectum avec précaution y pénètre sans obstacle et trouve une surface parfaitement lisse.

25 avril, le malade, à la suite d'efforts violents de défécation, a beaucoup souffert. On constate un léger prolapsus de la muqueuse rectale avec production d'une petite tumeur hémorrhoïdale.

Une nouvelle opération sera nécessaire pour que la guérison soit complète.

Le malade reprend tous les jours des forces. Il mange quatre portions. On se proposait de l'opérer de nouveau quand ses affaires l'obligèrent à quitter l'hôpital vers le milieu du mois de mai.

Observation 33.

Bourrelet hémorrhoïdal cutané muqueux. Ablation par la méthode de l'écrasement linéaire. Guérison.

Bailly (Jean), âgé de cinquante-six ans, voiturier, est atteint depuis huit ans de tumeurs hémorrhoïdales qui sortent de temps en temps et le forcent à suspendre ses occupations.

Le 7 mai 1856, il entre à l'hôpital La Riboisière. On constate au pourtour de l'anus un petit bourrelet circulaire en grande partie recouvert par la peau. Si l'on engage le malade à faire effort comme pour aller à la selle, un second bourrelet, constitué par une série de tumeurs concentriques aux précédentes, fait saillie au dehors. Ces hémorrhoïdes sont peu douloureuses au toucher et assez facilement réductibles. Mais le malade désire vivement en être débarrassé en raison des souffrances qu'elles occasionnent, de l'épuisement auquel elles donnent lieu quand elles viennent à fluer, et enfin de la gêne qu'elles apportent à l'exercice de sa profession.

17 mai. On administre un purgatif et le lendemain on procède à l'opération.

18. Le malade est endormi à l'aide du chloroforme. On saisit la tumeur avec l'érigne à crochets divergents préalablement introduite dans l'anus. On pédiculise le bourrelet avec une forte ligature, et dans le sillon tracé par le fil on place la chaîne de l'écraseur. L'appareil étant amené à bonne constriction, on avance d'un cran tous les quarts de minute et au bout de quatorze minutes la tumeur est détachée sans effusion appréciable de sang.

On panse ensuite avec des rondelles d'amadou maintenues par un bandage en T.

20. On enlève le pansement, et la plaie qui est très belle, est saupoudrée avec de l'amidon.

21. Constipation. Eau de Sedlitz qui n'amène aucun résultat.

22. On prescrit de nouveau l'eau de Sedlitz. Évacuation abondante suivie d'un grand bien-être.

23. Selles spontanées. Leur passage ne cause plus de cuisson à l'anus.

24. Encore de la constipation. Huile de ricin, 16 grammes.

28. Eau de Sedlitz. Évacuations non douloureuses.

1er juin. Guérison complète. Une petite tumeur hémorrhoïdale a échappé à l'action de la chaîne. Il sera très facile d'en débarrasser le malade dans quelque temps. Exeat.

Observation 34.

Demi-bourrelet hémorrhoïdal compliqué de fistule à l'anus. Opération par écrasement linéaire. Guérison.

Langlois (Noël), vingt-trois ans, charretier, entre à La Riboisière le 17 juin 1856. Constitution chétive, santé habituellement mauvaise, surtout depuis quelques années. Point de traces d'affections syphilitiques.

Ce malade est atteint de dilatations hémorrhoïdaires depuis l'âge de seize ans. Toutefois, il supportait assez bien son infirmité lorsqu'il lui survint un accident qui aggrava, en la compliquant, la tumeur hémorrhoïdaire du volume, à cette époque, d'une petite noix, et qui ne faisait saillie que sur un seul côté. Cet homme étant monté sur le moulin d'un haquet qu'il chargeait, il y a six ans, fit une chute sur la fesse droite. Bientôt une tumeur s'est développée dans cette région au voisinage de l'anus et a pris, depuis cette époque, un accroissement de plus en plus considérable, quoique avec lenteur et sans occasionner autre chose qu'un sentiment de tension après les grandes fatigues.

Il y a six mois, à la suite d'un travail très pénible, la tumeur s'est enflammée; un abcès en est résulté, qui s'est ouvert spontanément en deux points. C'est à dater de cette époque que le malade, ne pouvant se livrer à aucun travail sans éprouver une fatigue extrême, se décida à réclamer les secours de la chirurgie.

En examinant le malade lors de son entrée à l'hôpital, on peut facilement constater les deux orifices de sortie du trajet fistuleux, orifices par lesquels une faible pression fait sourdre un liquide purulent. L'un des orifices est situé à un demi-centimètre environ de l'anus ; l'autre, distant du premier de 7 à 8 centimètres, occupe la fesse droite.

Un stylet introduit par l'une des ouvertures sort facilement par l'autre, en suivant un trajet fistuleux que l'exploration démontre être unique.

Un tube à drainage est alors substitué au stylet. Il a pour destination de dilater le trajet morbide, afin de permettre le passage facile au bout de quelques jours de la chaîne de l'écraseur.

Le 23 juin, M. Chassaignac pratique l'opération suivant sa méthode accoutumée.

Le tube à drainage étant retiré, on lui substitue une bougie armée d'un fil, lequel entraîne une des extrémités de la chaîne. Celle-ci est articulée, puis l'appareil étant amené à bonne constriction, fait la section du trajet fistuleux dans l'espace de quelques minutes. Après quoi on procède au moyen d'un second écraseur à l'ablation du demi-bourrelet qui est préalablement pédiculisé. Deux cuillerées de sang s'écoulent à peine. Pendant la section de la fistule il n'en avait pas coulé une seule goutte.

Au bout de dix jours, le malade n'ayant éprouvé aucun accident, pouvant se lever, marcher, manger et aller facilement à la selle, demande son exeat. On le laisse partir en voie de guérison.

Observtion 35.

Tumeur hémorrhoïdale opérée par écrasement linéaire.

Bazin (Jacques), âgé de quarante-quatre ans, frappeur sur métaux, est entré le 19 juin 1856 à l'hôpital La Riboisière. Tempérament sanguin, face colorée, constitution bonne. Cet homme se souvient que son père se plaignait de souffrir beaucoup en allant à la selle. Sa sœur a des hémorrhoïdes.

Il a quitté, il y a trois ans, le service militaire. Sa profession actuelle l'oblige à supporter pendant dix heures chaque jour le feu de la forge. C'est peu de temps après avoir embrassé cette profession qu'il a commencé à éprouver des douleurs en allant à la garde-robe. Bientôt après apparut à l'anus une tumeur du volume d'un gros pois, laquelle faisait saillie pendant les efforts de défécation. Il y a environ dix mois, un suintement sanguinolent a commencé à tacher le linge du malade. A dater de ce moment, le développement de la tumeur n'a cessé de faire des progrès, et dans les derniers six mois qui viennent de s'écouler, chaque garde-robe s'accompagnait d'un flux de sang dont l'abondance est évaluée par le malade à la quantité fournie par une saignée ordinaire. Enfin les souffrances que déterminent la défécation, la marche ou même la station prolongée, sont devenues si intolérables que le malade sollicite avec instance son admission à l'hôpital pour y être débarrassé de son affection, même au prix d'une opération.

Lorsque l'on engage le malade à faire effort comme pour aller à la selle, on constate l'existence d'une tumeur hémorrhoïdale du volume d'une grosse noix et entraînant avec elle une portion de la muqueuse rectale. Cette tumeur est violacée et se réduit assez facilement.

Le 7 juillet, on procède à l'opération après avoir endormi le malade au moyen du chloroforme. Une érigne à branches multiples divergentes attire au dehors l'hémorrhoïde. La base de cette dernière est étranglée par un fil qui pédiculise la tumeur. Sur ce pédicule est appliquée la chaîne de l'écraseur. L'appareil est mis en jeu ; on avance d'un cran toutes les quinze secondes, et en dix à douze minutes la tumeur est complétement détachée sans qu'il en résulte aucune perte de sang. Quelques rondelles d'amadou superposées sont appliquées sur la plaie et assujetties par un bandage en T.

Aucun accident n'est survenu pendant les jours qui ont suivi cette opération. La cicatrisation de la plaie s'est faite rapidement, et le 2 août le malade a pu sortir parfaitement guéri.

Observation 36.

Tumeur hémorrhoïdale compliquée d'un développement hypertrophique sur la région latérale de l'anus. Ablation par écrasement linéaire. Guérison.

D'Estenin (Marie), âgée de trente-cinq ans, passementière, entre à l'hôpital La Riboisière le 2 octobre 1856.

Cette femme est d'une constitution robuste et a toujours joui d'une bonne santé. Elle s'est aperçue, il y a un an, et peut-être le début de son affection remonte-t-il à une époque encore plus éloignée, qu'elle portait à la marge de l'anus une grosseur du milieu de laquelle se détache une saillie faisant relief au centre de la masse et présentant le volume d'une noisette.

Cette tumeur rend la défécation très pénible, soit par la gêne qu'elle apporte au passage des matières, soit par les douleurs dont elle est alors le siége. Cete affection est en outre, pendant la marche, la cause d'une gêne et d'une fatigue extrêmes.

Tous ces motifs la décident à entrer à La Riboisière.

L'examen de la région anale fait constater, à la marge de l'anus et du côté gauche, l'existence d'une petite tumeur, du volume indiqué plus haut, d'une couleur rosée bien différente de celle des tumeurs hémorrhoïdales, du milieu desquelles elle se détache, et rappelant la teinte des végétations syphilitiques. Cette tumeur jouit d'une grande mobilité. Son pédicule se rattache à la fois au tégument externe et à la muqueuse rectale. Le doigt, introduit dans l'intestin, donne la certitude qu'elle ne s'étend pas au delà de l'orifice, et qu'elle ne présente d'autre dépendance interne que sa liaison avec un paquet hémorrhoïdal qui n'est pas complétement circulaire.

L'examen attentif des organes génitaux, et l'interrogation scrupuleuse des antécédents, ne permettaient pas davantage de s'arrêter à l'idée d'une excroissance syphilitique. On arrivait donc, par exclusion, à l'hypothèse d'une tumeur hypertrophique, reconnaissant probablement pour cause première une légère procidence de la muqueuse rectale entraînée par les hémorrhoïdes, et qui, par suite du frottement et du contact de l'air extérieur, avait peu à peu revêtu les caractères du tégument externe.

Le 15 octobre, la malade étant soumise au chloroforme, le pédicule de la tumeur et sa base hémorrhoïdaire sont circonscrits par un forte ligature; puis on applique l'écraseur et on enlève tout le paquet anormal, sans qu'il y ait littéralement effusion d'une seule goutte de sang. Pansement à l'amadou pendant les trois premiers jours. Aucune réaction fébrile.

18. Purgatif huileux ; selles non douloureuses.

19. Pansement à l'amidon. Solution.

25. Cicatrisation complète. La malade déclare ne plus éprouver aucune gêne en marchant, ni aucune douleur en allant à la selle.

1er novembre. Exeat.

Observation 37.

M. d'Almeida, docteur en médecine, âgé de quarante-cinq ans, présentant des signes non équivoques de cachexie hémorrhoïdaire, vint me prier de le débarrasser d'un bourrelet hémorrhoïdal volumineux se développant d'une manière très notable chaque fois qu'il y avait une garde-robe, et opposant quelquefois des difficultés inouïes aux tentatives de réduction faites par le malade lui-même quand la tumeur avait acquis un certain volume.

Toute promenade un peu prolongée était interdite au malade, et la position assise elle-même ne pouvait être conservée longtemps à cause des attitudes gênantes que le malade était obligé de prendre.

M. le docteur d'Almeida était venu en France dans l'intention de s'assurer si les moyens de traitement mis en usage à Paris pourraient lui offrir des chances de guérison sans l'exposer à de trop grands dangers.

Toutefois, effrayé par les récits qui lui étaient faits touchant la gravité de l'opération, effrayé surtout des chances de rétrécissement incurable dont il connaissait des exemples à la suite de la cautérisation, il reculait toujours le moment de prendre un parti qui devenait de plus en plus urgent.

Afin d'observer par lui-même et pendant un espace de temps suffisant le résultat des opérations faites à La Riboisière, M. d'Almeida s'assujettit à venir en voiture une fois par semaine à l'hôpital afin de voir pratiquer les opérations et de s'assurer hebdomadairement de l'état des opérés, et arriva bientôt à se former une conviction qui laissait peu de chose à désirer.

Le 24 juillet 1856, en présence de l'un de ses confrères brésiliens et de plusieurs autres médecins, je pratiquai l'ablation d'un bourrelet hémorrhoïdal complétement annulaire et d'un volume notable en me servant du procédé qui a été suffisamment décrit.

État exsangue de la plaie, absence de toute hémorrhagie, retour assez facile de la défécation pour qu'il ait été inutile de recourir même à la simple dilatation avec le doigt.

Le malade, parfaitement guéri, est revenu me voir à l'hôpital La Riboisière et chez moi. Deux mois ne s'étaient pas écoulés depuis l'opération que déjà la pâleur de son teint et le dépérissement de tout le corps avaient fait place à une coloration très bonne de la peau et à un air de bien-être et de contentement qui contrastaient avec l'état dans lequel nous l'avions vu à l'époque de sa première visite.

Ce malade a dû être examiné par M. le docteur Desmares, qui lui a donné des soins pour une affection chronique de la conjonctive.

Observation 38.

En août 1856, je fus appelé par M. le docteur Delarue, auprès d'un de ses malades nommé M. Lepère, demeurant dans l'allée de l'Observatoire.

Il s'agissait d'un bourrelet hémorrhoïdal, dont l'existence remontait à près de onze années, chez un homme actuellement âgé de quarante-six ans.

Le 12 août 1856, en présence de M. le docteur Delarue et de plusieurs confrères qui voulurent bien m'assister dans cette opération, je pratiquai, suivant la méthode déjà décrite, l'amputation d'un bourrelet hémorrhoïdal circulaire et volumineux.

Tous les assistants furent frappés de l'immunité hémorrhagique due à l'écrasement linéaire, et aujourd'hui le malade, dont j'ai eu tout récemment encore des nouvelles par M. le docteur Delarue, est parfaitement rétabli.

Cette observation, dont je ne donne ici que le résumé, m'a paru d'autant plus remarquable, qu'antérieurement à l'époque où l'opération a été faite, le malade éprouvait les accidents de la cachexie hémorrhoïdaire, et notamment un état d'hypochondrie contre lequel étaient impuissants les moyens de la thérapeutique ordinaire.

Observation 39.

Tumeurs hémorrhoïdales opérées par l'écrasement linéaire. Guérison. — (Observation recueillie par M. Heurtaux, interne des hôpitaux.)

Desquesne (Louis), âgé de trente-neuf ans, blanchisseur, demeurant à la Chapelle, entre le 12 août 1856 à l'hôpital La Riboisière. Très forte constitution ; bonne santé antérieure.

Cet homme a des hémorrhoïdes depuis quinze ans. A cette époque, elles étaient peu volumineuses, ne produisaient pas de gêne, et laissaient couler fort peu de sang.

Deux ou trois ans après, à la suite d'une application de sangsues à l'anus, les hémorrhoïdes devinrent bien plus volumineuses ; de plus, elles furent le siége d'un flux à peu près périodique, survenant à intervalles d'un mois ou de six semaines, et pendant lequel il s'écoulait environ un demi-verre de sang. Jusque-là le malade n'en était pas très incommodé ; mais il y a six mois, il y eut une recrudescence considérable. Presque tous les jours, Desquesne perdait un demi-verre de sang ; cet écoulement se produisait soit pendant la défécation, soit pendant la marche. Depuis une quinzaine de jours, les tumeurs hémorrhoïdales ne fournissent plus de sang, ce qu'on doit attribuer au repos qu'a pris le malade, repos nécessité par l'état d'affaissement dans lequel l'avaient plongé les dernières hémorrhagies.

Jusqu'à la fin de juillet, il n'y avait pas eu de souffrances bien vives ; mais depuis trois semaines, le malade éprouve en allant à la selle de violentes douleurs qui durent deux ou trois heures après chaque garde-robe. Il n'y a point de constipation.

Depuis que les pertes de sang sont aussi considérables, le teint du malade est pâle, jaunâtre ; il y a une légère anhélation pendant la marche. On ne peut cependant pas constater de bruit de souffle dans les carotides.

L'examen de l'anus fait découvrir plusieurs tumeurs hémorrhoïdales de volume variable. La plus considérable siége à la partie postérieure gauche de l'orifice anal ; elle est recouverte partie par la peau, partie par la muqueuse. Les autres tumeurs, au nombre de trois ou quatre, sont exclusivement revêtues par la muqueuse. Toutes sont médiocrement distendues.

Le 24 août, on donne au malade une bouteille d'eau de Sedlitz, et le lendemain matin un lavement simple.

Le 25 août, Desquesne est amené à l'état de tolérance anesthésique. L'érigne à crochets divergents est introduite dans le rectum et attire au dehors le bourrelet hémorrhoïdal. Celui-ci est pédiculisé au moyen d'une forte ligature, et le pédicule est divisé en quelques minutes au moyen de l'écraseur linéaire, sans le moindre écoulement sanguin. Pansement avec les rondelles d'amadou. A l'heure de la visite du soir, l'opéré se trouve bien. Il a souffert pendant deux heures, à la suite de l'opération ; mais depuis lors, les douleurs se sont calmées, le pouls est peu fréquent. Il n'y a pas eu du tout écoulement sanguin.

Le 26 août. État satisfaisant ; le malade a rendu quelques gaz, le ventre est souple, sans météorisme. Mais comme la nuit dernière il n'y a pas eu de sommeil, on prescrit une pilule d'opium.

Les 28, 29 et 30 août, on donne l'huile de ricin à l'opéré, ce qui lui procure plusieurs selles liquides médiocrement douloureuses. A partir de ce moment, tous les jours la petite plaie est touchée avec la solution d'azotate d'argent et saupoudrée d'amidon. Tout se passe pour le mieux, aussi dès lors Desquesne peut se lever et manger deux portions.

La douleur pendant les garde-robes diminue très rapidement, la plaie se cicatrise et le malade sort le 9 septembre complétement guéri.

Les selles sont très faciles et ne s'accompagnent d'aucun écoulement sanguin.

Observtion 40.

Bourrelet hémorhoïdal. Ablation par écrasement linéaire. Guérison en quatre semaines. — (Observation recueillie par M. Ball, interne des hôpitaux.)

Cousin (Édouard), tapissier, âgé de trente ans, est entré le 23 août 1856 à l'hôpital La Riboisière, dans le service de M. Chassaignac.

Ce malade, d'une stature au-dessus de la moyenne, présente les attributs ordinaires du tempérament lymphatique, affaibli par des hémorrhagies répétées ; il offre, au moment de son entrée, un teint anémique qui pourrait, au premier abord, en imposer pour une cachexie cancéreuse.

Des accidents syphilitiques ont contraint le malade, il y a sept ans, à faire usage d'un traitement mercuriel qui a été poussé jusqu'à la salivation : au bout de trois mois, il était guéri de sa maladie : mais sa constitution a toujours souffert depuis cette époque des effets de l'intoxication hydrorgyrique.

Il y a trois ans que les hémorrhoïdes, qui sont héréditaires dans sa famille, se sont manifestées chez lui pour la première fois ; son attention a été d'abord éveillée par l'apparition d'un écoulement sanguin par l'anus : il n'y a que deux ans que la tumeur hémorrhoïdale fait saillie au dehors. Le retour de l'hémorrhagie, à des périodes mensuelles, ne gênait pas le malade, et lui procurait même, jusqu'à ces derniers temps, un certain soulagement. Mais depuis huit mois environ, l'augmentation de ces pertes sanguines, soit par la gravité, soit par la fréquence, a beaucoup affaibli le malade : en outre, la tumeur faisant saillie au dehors lui procure des douleurs vives en allant à la garde-robe.

Un écoulement blennorrhagique s'étant manifesté dans ces circonstances, il y a près d'un mois, le malade crut devoir, d'après les conseils d'un charlatan, se soumettre à un traitement mercuriel très énergique, qui amena en dix jours la disparition des accidents : mais, à partir de ce moment, les hémorrhoïdes deviennent irréductibles et gênent le malade à tel point, qu'il prend la résolution d'entrer à l'hôpital pour subir l'opération.

25 août. Après avoir fait prendre la veille deux lavements au malade, on l'a soumis à l'inhalation du chloroforme pour l'opérer : il s'est manifesté beaucoup d'agitation. L'érigne divergente étant introduite dans le rectum, on attire fortement au dehors le bourrelet hémorrhoïdal tout entier ; une ligature vient l'étreindre à son pédicule ; la chaîne de l'écraseur l'embrasse : la section est opérée en dix minutes. Point d'hémorrhagie au moment de l'opération : pansement à l'agaric.

Vers deux heures de l'après-midi, le malade, qui s'est beaucoup agité dans la journée, est pris d'une forte hémorrhagie. Le perchlorure de fer, les injections alumineuses n'ont rien produit : l'hémorrhagie n'a cédé qu'à l'application prolongée de la glace ; elle a cessé vers quatre heures et demie.

Le soir même, M. Chassaignac prescrit 4 grammes d'extrait de ratanhia en douze bols, une potion opiacée, et la continuation des applications de glace : pansement à l'agaric.

26 août. L'état du malade est satisfaisant ; il y a une légère dysurie qui nécessite le passage de la sonde. On continue la glace pendant trois jours. Bouillons et potages.

29 août. On donne au malade, qui n'a pas été purgé depuis l'opération, 16 grammes d'huile de ricin : le même jour deux évacuations. Une portion ; pansement à l'amidon.

30 août. Pour relever les forces, on prescrit l'iodure de fer, à la dose de 60 centigrammes par jour. Deux portions.

2 septembre. Le malade est purgé une seconde fois avec l'huile de ricin : deux selles ; cautérisation journalière de la plaie avec le nitrate d'argent (5 gr. pour 30).

4 septembre. Diarrhée persistante, lavement laudanisé à l'amidon.

6 septembre. La diarrhée ayant persisté, on fait prendre un second lavement laudanisé.

10 septembre. La diarrhée a complétement cessé, les forces du malades commencent à renaître : il mange avec appétit, se promène dans les salles, et témoigne une vive impatience de reprendre ses occupations.

14 septembre. L'amélioration ne s'est pas démentie ; le teint anémique, qui avait persisté jusqu'ici, commence à disparaître. Le malade mange avec appétit : il a quatre portions.

23 septembre. L'état du malade paraissant excellent, on lui accorde sa sortie, qu'il attendait depuis longtemps avec impatience.

Observation 41.

Bourrelet hémorrhoïdal volumineux opéré par l'écrasement linéaire. Guérison complète en trois semaines. — (Observation recueillie par M. Ball, interne des hôpitaux.)

Dewrée (Joseph), âgé de trente-six ans, bottier, né à Saint-Nicolas, Belgique, est entré le 14 août 1836 à l'hôpital La Riboisière.

En 1849, ce malade, atteint d'accidents syphilitiques, fut traité à l'hôpital du Midi, par Ricord : il portait un chancre induré à la verge, et douze petits chancres à la marge de l'anus. Le mercure fut administré à l'intérieur, et des frictions au calomel furent pratiquées pendant trois mois sur le fondement.

Sorti de l'hôpital complétement guéri de son affection vénérienne, le malade ne tarda pas à s'apercevoir qu'il perdait à des intervalles irréguliers du sang par l'anus. Les premières hémorrhagies se sont manifestées en 1850, mais ce n'est qu'en 1851 qu'elles ont acquis une intensité suffisante pour attirer son attention et devenir une incommodité sérieuse ; des constipations opiniâtres, alternant avec des selles très abondantes, et suivies de pertes de sang, lui causaient de vives douleurs.

Depuis l'apparition de la maladie, cet homme ne s'est jamais soumis à aucun traitement, et s'est contenté de faire des lavages à l'eau froide ; mais depuis les grandes chaleurs qui ont régné vers la fin de juillet, les hémorrhoïdes sont sorties pour la première fois, les douleurs se sont aggravées, et l'état du malade devenant insupportable, il est entré à l'hôpital pour se faire opérer.

15 août. Le malade offre une teinte anémique très prononcée, et paraît très affaibli par les pertes de sang qu'il vient de subir : ce matin même, en s'éveillant, il a trouvé sa chemise pleine de sang. Un bourrelet hémorrhoïdal assez volumineux proémine au dehors du rectum : le toucher pratiqué aussi loin que le doigt peut atteindre, ne fait découvrir aucune autre tumeur dans l'intestin.

Le 18, après avoir pris deux lavements la veille, le malade est opéré par écrasement. On le soumet d'abord à l'action du chloroforme ; l'érigne divergente est ensuite introduite dans le rectum, les tumeurs sont fortement attirées en dehors avec une portion de la muqueuse voisine : une ligature les étreint ; la chaîne de l'écraseur les embrasse. La section a été opérée en neuf minutes. Au moment de la chute de la tumeur, il s'écoule quelques gouttes de sang : il n'y a point eu d'autre hémorrhagie. On applique sur la plaie des tampons d'agaric.

Le soir, à cinq heures, le malade se plaint d'une grande faiblesse ; le pouls est plein, lent, régulier (60 puls.).

19. État satisfaisant ; on remplace l'agaric par un pansement à l'amidon. Deux bouillons, deux potages.

20. Le malade est pris d'une rétention d'urine qui oblige à le sonder ; il n'y a point eu de selles depuis l'opération. Deux portions.

21. On purge le malade avec 16 grammes d'huile de ricin et 3 gouttes d'huile de croton. Il y a dans la journée quatre évacuations fort douloureuses, surtout la première ; mais il n'y a pas de sang dans les selles. La dysurie n'a pas continué.

22. Le malade a pu se lever et se promener quelques heures dans la salle : il a eu une évacuation. Trois portions.

25. Le malade a eu aujourd'hui deux évacuations alvines sans perte de sang et presque sans douleur : il demande à manger. Quatre portions.

4 septembre. La guérison ne s'étant pas démentie, le malade a quitté l'hôpital sur sa demande.

Observation 42.

Tumeurs hémorrhoïdales opérées par écrasement linéaire. Névralgie anale intermittente. Guérison. — (Observation recueillie par M. Heurtaux, interne des hôpitaux.)

Marin (Antoine), âgé de quarante-deux ans, cordonnier, est entré le 21 octobre 1856 pour se faire opérer de tumeurs hémorrhoïdales.

Ses hémorrhoïdes datent de deux ans ; mais, pendant dix-huit mois, elles produisirent peu de gêne, sortaient à chaque selle pour rentrer spontanément après quelques minutes, un quart d'heure, une heure au plus. Pendant cet étranglement passager, elles donnaient lieu à de la douleur, mais jamais il ne s'écoulait de sang.

Depuis le commencement de cette année, les phénomènes se sont beaucoup aggravés : tous les quinze jours environ, les hémorrhoïdes se congestionnent et ne peuvent rentrer qu'après avoir fourni un demi-verre de sang. Depuis la même époque, il y a des douleurs assez vives pendant les selles.

Mais c'est surtout dans les quinze jours qui ont précédé son entrée que Marin a souffert de ses tumeurs hémorrhoïdales. Il a été contraint de garder presque toujours le lit, car dans la marche et la position assise même, il éprouvait des douleurs extrêmes; de plus, tous les jours il a perdu un verre de sang. Ces hémorrhagies répétées ont amené de la faiblesse, de l'oppression pendant la marche, des vertiges.

21 octobre. Depuis deux jours, les hémorrhoïdes sont sorties; elles sont tendues, fort douloureuses. Elles forment un bourrelet complet dans lequel on remarque surtout trois tumeurs violacées, deux à droite, une du côté de la fesse gauche : la plus volumineuse de ces saillies a la grosseur d'une forte noisette. Au milieu du bourrelet se voit une autre petite tumeur d'un rouge violacé, recouverte uniquement par la muqueuse, tandis que celles de la périphérie sont en partie sous-muqueuses, en partie sous-cutanées. Le soir, on fait rentrer les hémorrhoïdes en les repoussant au-dessus du sphincter; cette réduction est très douloureuse. Dans la nuit, les tumeurs sortent de nouveau pendant un effort du malade.

27 octobre. Marin est endormi avec le chloroforme. L'érigne multiple à crochets divergents est introduite dans le rectum; on amène au dehors le bourrelet hémorrhoïdal; on le pédiculise à l'aide d'un fil et on l'enlève avec l'écraseur en quelques minutes, sans le moindre écoulement sanguin. Pansement avec les rondelles d'amadou.

Le malade souffre pendant une heure après l'opération. Le soir, il est bien, sans la moindre fièvre; il a pu rendre quelques gaz par l'anus; seulement, comme il n'a pas uriné depuis le matin, on pratique le cathétérisme.

28 octobre. L'opéré va bien; il a un peu dormi cette nuit. Pas de fièvre; point de douleur à l'anus.

30 octobre. On donne au malade l'huile de ricin. Dans la journée, il y a plusieurs selles assez douloureuses, mais sans perte de sang. A partir de ce jour, emploi de la solution d'azotate d'argent et de la poudre d'amidon.

Du 3 au 11 novembre. L'opéré est pris tous les soirs d'une douleur déchirante au niveau de la région opérée; cette douleur apparaît entre sept et huit heures, et persiste jusqu'à minuit environ. Elle n'est point précédée de frisson, mais toujours à sa suite survient une sueur assez abondante, et le malade ne peut s'endormir qu'à la fin de l'accès. Ce dernier s'accompagne de soif; mais il n'y a pas la moindre céphalalgie. Marin ne s'était pas plaint de ces douleurs jusqu'au 11 novembre. Ce jour-là on prescrit 0,60 centigrammes de sulfate de quinine à prendre en deux doses, de midi à une heure. Depuis le 4 novembre, l'opéré peut se lever et se promener, soit dans la salle, soit même au dehors.

12 novembre. Hier soir, l'accès a paru à l'heure accoutumée; seulement il s'est terminé à dix heures. Le sulfate de quinine est continué. Le soir, le malade n'éprouve pas la moindre douleur.

13 novembre. Retour de la névralgie, mais pendant une demi-heure seulement. Continuation du sulfate de quinine.

A partir du 14 novembre, les accès ne se reproduisent plus.

Les selles sont encore douloureuses, mais régulières, et comme il y a un peu de spasme du sphincter, M. Chassaignac le dilate à deux ou trois reprises par la simple introduction du doigt.

Marin sort de l'hôpital le 2 décembre, ayant des selles faciles et ne conservant qu'un peu de sensibilité de la région anale pendant l'expulsion des matières fécales. Les phénomènes d'anémie ont déjà disparu depuis quelques jours.

Observation 43.

Bourrelet hémorrhoïdal compliqué de deux fistules à l'anus. Opération par écrasement linéaire. Guérison. — (Observation recueillie par M. Heurtaux, interne des hôpitaux.)

Le 8 novembre 1856, Houdart (Louis), âgé de quarante-six ans, commis, est entré à l'hôpital La Riboisière.

Tempérament sanguin ; forte constitution ; bonne santé habituelle.

Cet homme, atteint depuis longtemps d'un bourrelet hémorrhoïdal d'un volume considérable, présente en outre deux fistules à l'anus, la première datant de huit ans. Elle a été consécutive à un petit abcès développé sur la fesse droite auprès de l'orifice anal. Depuis quelque temps déjà avant la formation de cette fistule, Houdart s'était aperçu de l'existence d'un bourrelet hémorrhoïdal peu prononcé alors, mais qui s'est graduellement accru depuis huit années. Il nous a paru, autant qu'on peut juger d'un fait de cette nature quand il ne s'est pas directement accompli sous nos yeux, que l'abcès qui a produit la fistule s'était formé dans une des bosselures hémorrhoïdales suppurées.

La seconde fistule n'existe que depuis huit jours. Comme la première, elle s'est formée à la suite d'un petit abcès, à la même distance de l'orifice anal. Elle est située en arrière de la précédente.

Lorsqu'on introduit un stylet dans l'orifice de l'une ou l'autre de ces fistules, l'instrument se dirige immédiatement vers le rectum, et l'on peut reconnaître que l'orifice interne est fort peu élevé au-dessus du sphincter lui-même.

9 novembre. On passe des fils de lin dans les deux trajets fistuleux. Eau de Sedlitz, 1 bouteille.

10 novembre. On endort le malade avec le chloroforme. Au moyen des fils placés la veille, on passe dans les fistules les chaînes de deux écraseurs, en prenant la précaution de les introduire de dedans en dehors, c'est-à-dire de l'orifice interne vers l'externe. Les sections sont opérées simultanément, sans le moindre écoulement sanguin.

On procède ensuite à l'ablation des deux demi-bourrelets résultant de la subdivision du bourrelet total par suite des deux premières sections. Il y a également absence d'écoulement sanguin. Pansement avec les rondelles d'amadou. L'opéré souffre pendant deux heures environ à la suite de l'opération, puis il n'éprouve plus la moindre douleur. Le soir, il n'y a pas de fièvre.

11 novembre. État très satisfaisant : ni fièvre ni douleur. Le malade a un peu dormi la nuit dernière.

12 novembre. On enlève le pansement; les plaies ont très bon aspect. Ce jour même, le malade va naturellement à la selle et souffre fort peu. On badigeonne les plaies avec la solution et on les saupoudre d'amidon.

20 novembre. L'opéré va fort bien; il a tous les jours des selles faciles. Les petites plaies ont une couleur rosée; les tissus bourgeonnent, reviennent sur eux-mêmes. Depuis le 14, l'opéré n'éprouve plus la moindre douleur pendant les garde-robes.

Houdart sort parfaitement guéri le 16 décembre 1856.

Observation 44.

Bourrelet hémorrhoïdal opéré par écrasement linéaire.

Obert (Louis), âgé de quarante-cinq ans, est entré le 14 décembre 1856, pour se faire opérer d'hémorrhoïdes.

Bonne santé habituelle; tempérament sanguin; constitution moyenne.

Cet individu est occupé dans une filature; sa profession le contraint de rester debout toute la journée. Il s'est aperçu de ses hémorrhoïdes il y a dix-sept ans, à l'occasion d'une perte de sang considérable, survenue brusquement pendant une selle.

Dans les premières années, le malade éprouvait, à intervalles de trois semaines ou un mois, des pertes de sang assez considérables, précédées de signes de congestion vers l'anus, et même de véritables douleurs. Mais depuis deux ou trois ans, les hémorrhagies sont beaucoup plus fréquentes et en même temps plus irrégulières. Parfois il y a des intervalles de huit jours seulement pendant lesquels les pertes se suspendent; mais habituellement, chaque jour, pendant les selles, les hémorrhoïdes laissent échapper quelques cuillerées de sang. Trois ou quatre fois, Obert a été forcé d'interrompre son travail, et chaque fois le repos a mis fin aux accidents. Du reste, il n'y a plus aucune douleur depuis quelques années.

Depuis que les pertes de sang sont à peu près quotidiennes, elles ont notablement altéré la constitution du malade; il y a amaigrissement, diminution des forces, essoufflement pendant la marche.

État actuel. — Le malade a une assez bonne apparence; il n'a pas un aspect anémique bien prononcé. Du reste, on ne trouve point de souffle au cœur ni dans les gros vaisseaux.

Si l'on examine la région anale lorsque le malade vient de faire des efforts de défécation, on voit qu'il existe un bourrelet hémorrhoïdal complet, extrêmement volumineux, formé d'hémorrhoïdes internes, et accompagné de procidence de la muqueuse rectale. Ce bourrelet sort à chaque garde-robe; il ne produit pas beaucoup de douleurs; le malade réduit facilement lui-même sa tumeur. Depuis un mois, les hémorrhoïdes sortent parfois aussi pendant la marche, et donnent lieu alors à un écoulement sanguin assez abondant.

Le malade ne porte pas de varices en d'autres régions.

Le repos qu'Obert a pris à l'hôpital depuis le moment de son entrée jusqu'au jour de l'opération a suffi pour diminuer beaucoup la quantité de sang perdu chaque jour; nous avons vu que la même chose avait eu lieu à trois ou quatre reprises, alors que la violence des hémorrhagies le contraignait de se reposer de ses travaux.

28 décembre. On donne une bouteille d'eau de Sedlitz au malade, et l'on prescrit un lavement simple pour le lendemain matin.

29 décembre. Le malade est endormi avec le chloroforme. Alors l'érigne à crochets multiples divergents est introduite dans le rectum; on la développe lorsqu'elle est arrivée aux limites supérieures des hémorrhoïdes, et l'on attire ainsi au dehors le bourrelet complet. La tumeur est alors pédiculisée à l'aide d'une forte ligature, et enlevée par l'écrasement linéaire sans le moindre écoulement sanguin. Pansement avec les rondelles d'amadou.

Dans la journée, il se produit un léger suintement sanguin; mais cet écoulement n'inquiète pas un seul moment, et s'arrête de lui-même. Le malade a souffert pendant une heure environ après l'opération; le soir il est sans fièvre, mais on est obligé de le sonder pour vider la vessie.

30 décembre. L'opéré va bien; il a dormi cette nuit. Ce matin, le pouls est à peu près normal; point de douleur dans la région anale.

Sorti de l'hôpital le 16 janvier 1857 en parfaite guérison.

Observation 45.

Saulaville (Claude), infirmier à l'hôpital La Riboisière, salle Saint-Augustin, âgé de trente-huit ans, est atteint depuis trois ans à peu près d'un demi-bourrelet hémorrhoïdal occupant toute la moitié gauche de l'orifice anal.

Depuis quelques mois, cet homme interrompait de temps à autre son service sans que nous en connussions la cause. Il était constamment pâle, triste, fatigué, ce qui était attribué par nous à sa fonction de veilleur, à passer une grande partie des nuits dans les salles. Enfin les accidents étant devenus de plus en plus graves, Saulaville, qui avait eu l'occasion de voir par lui-même un assez grand nombre de malades opérés dans la salle où l'appelait son service, se décida à réclamer l'opération, qui fut faite le 31 décembre 1856, non pas au moyen de notre érigne ordinaire, mais au moyen d'une érigne à six branches dont trois sont mousses et incapables de harponner la muqueuse, tandis que les trois autres sont armés de crochets aigus.

L'érigne fut déployée de manière à faire porter les crochets sur le côté correspondant à la tumeur. Celle-ci étant solidement accrochée, fut pédiculisée à sa base. L'écraseur étant mis en place, opéra la séparation du demi-bourrelet dans l'espace de sept minutes. Cette fois, il ne s'écoula pas une goutte de sang. Le malade, reporté à son lit, éprouva un sentiment de cuisson pendant trois quarts d'heure à peu près.

Aucun accident n'est venu entraver la cicatrisation, et vers la fin de janvier, le malade reprenait son service.

Observation 46.

Tumeur hémorrhoïdale opérée par écrasement linéaire. — (Observation recueillie par M. Labbé, interne des hôpitaux.)

Dargent (Maurice), trente-neuf ans, sergent de ville, entre le 20 décembre 1856 à La Riboisière.

Ce malade accuse, du côté de l'anus, des douleurs dont il fait remonter le début à environ quatre ans, mais qui sont devenues beaucoup plus intenses dans ces deux dernières années.

Depuis 1852, les selles donnent lieu à des pertes de sang assez fréquentes; quelquefois même il se produisait des hémorrhagies d'une certaine abondance. Forcé par les exigences de sa profession de se tenir debout une grande partie de la journée, le malade éprouvait une gêne considérable, et il dut interrompre son service pendant trois mois, depuis janvier 1856 jusqu'au mois d'avril suivant.

La tumeur hémorrhoïdale est sujette à sortir assez fréquemment depuis environ deux ans, et, à partir de novembre dernier, il arrivait qu'à peine réduite, elle faisait saillie à l'extérieur sous l'influence du moindre mouvement. De là résultaient des douleurs continuelles et l'impossibilité absolue de se livrer à aucun travail.

Le 20 décembre, le malade entre à l'hôpital. L'inspection directe révèle l'existence de deux tumeurs offrant chacune le volume d'une grosse noix.

Le 5 janvier, le malade est soumis aux inhalations de chloroforme. Puis la chaîne de l'écraseur est appliquée sur les deux tumeurs réunies et pédiculisées. — Pas trace d'hémorrhagie.

Après l'opération, le malade souffre pendant une heure ou deux environ par suite de contractions assez violentes du sphincter ; pendant quatre jours il existe une dysurie qui nécessite l'usage régulier de la sonde, puis la miction revient à l'état normal.

5 février. Le malade sort parfaitement rétabli. Toute douleur, pendant l'acte de la défécation, a disparu.

Une petite tumeur hémorrhoïdale avait échappé à l'action de la ligature métallique.

12 février. Dargent entre de nouveau dans le service, et le 16 février on l'opère de nouveau par écrasement linéaire. Cette fois, aucun trouble du côté de la miction ne s'est manifesté.

Aujourd'hui, 21 février, le malade sort complétement et définitivement guéri. Plus de douleur dans la défécation. Marche facile.

Observation 47.

M. Mouton, procureur impérial à Fontenay-le-Comte, âgé de trente-quatre ans, est atteint depuis l'âge de dix-sept ans d'une tumeur hémorrhoïdale qui, par suite des pertes sanguines, abondantes et réitérées qu'elle produit, a déterminé un état de cachexie hémorrhoïdaire des plus prononcés.

Entravé dans sa carrière, menacé dans son existence, le malade se décida, en janvier 1857, à se faire opérer par la méthode de l'écrasement linéaire.

Dix ans auparavant, M. Mouton, qui connaît particulièrement M. Louis, médecin de sa famille, l'avait consulté sur l'opportunité d'une opération. M. Louis sachant que la tumeur était héréditaire et connaissant les nombreux inconvénients et dangers attachés aux méthodes généralement employées jusqu'ici, dissuada fortement le malade de toute opération ; ce conseil fut suivi.

Mais lorsque, dix ans plus tard, M. Mouton revint consulter M. Louis, notre illustre confrère, effrayé des ravages causés par la persistance et l'aggravation de la cachexie hémorrhoïdaire, déclara que l'opération était indispensable et même qu'elle devait être faite dans le plus court délai par la méthode de l'écrasement linéaire.

J'opérai donc, en janvier 1857, M. Mouton. Il eut au moment même de l'opération, et lorsque le chloroforme commençait à cesser d'agir, deux ou trois fortes ondées de sang qui n'ont point déterminé de syncope et qui ne l'ont point empêché de se rétablir, sans autres accidents qu'une légère difficulté de la défécation dans les jours qui ont suivi l'opération.

C'est ce malade à l'occasion duquel j'ai présenté à la Société de chirurgie, l'un des plus volumineux bourrelets hémorrhoïdaux que j'aie encore observés.

TABLEAU STATISTIQUE DE 47 OBSERVATIONS DE TUMEURS HÉMORRHOÏDALES OPÉRÉES PAR L'ÉCRASEMENT LINÉAIRE, DU 1er JANVIER 1855 AU 8 JANVIER 1857.

NOMS.	PROFESSION.	AGE.	DATE DE L'OPÉRATION	MOTIFS DE L'OPÉRATION.	SUITES IMMÉDIATES DE L'OPÉRATION.	SUITES ÉLOIGNÉES DE L'OPÉRATION.				
						DATE DE LA CONSTATATION DES SUITES ÉLOIGNÉES.	ÉTAT DE LA DÉFÉCATION.	RÉAPPARITION DES HÉMORRHAGIES.	SANTÉ GÉNÉRALE.	RÉSIDENCE DES MALADES.
1 lame Horry, e St-Denis, 4.	Fabricante de capotes en baleine.	41	6 janvier 1855.	Flux hémorrhoïdal depuis six ans; anémie consécutive; bourrelet hémorrhoïdal composé de quatre ou cinq tumeurs arrondies. Santé générale compromise.	Agglutination des parois opposées du rectum qu'on fait cesser par l'introduction du doigt; ni douleurs, ni fièvre; cicatrisation sans rétrécissement. Guérison au bout de seize jours.	Revue le 16 juillet 1857.	Pendant 2 mois difficultés pour aller à la selle; aujourd'hui défécation facile.	Point d'hémorrhagies.	Ne s'est jamais mieux portée.	Rue Saint-Denis, 374.
2 Jordy.	Commis voyageur.	36	29 janvier 1855.	Bourrelet hémorrhoïdal circulaire. Pertes sanguines abondantes et successivement croissantes. Cachexie hémorrhoïdaire.	Cuisson pendant trois quarts d'heure. Aucun accident et d'aucun genre. Guérison au bout de quinze jours.	Revu en avril 1857 par M. le docteur Maheux.	Défécation parfaitement régulière.	Il y a eu depuis l'opér. 1 ou 2 pertes de sang peu considérables.	Aucun accident.	Domicile non connu.
3 Rossette.	Lingère.	»	2 février 1855.	Tumeurs hémorrhoïdales très douloureuses, disposées en deux groupes latéraux occupant les bords de l'anus.	Douleurs pendant une heure ou deux après l'opération, puis indolence complète, excepté au moment des selles. Guérison au bout de vingt-six jours.					Rue de Londres, 15.
4 l'abbé Vinenti.	Vicaire à Passy.	38	12 mars 1855.	Bourrelet hémorrhoïdal circulaire, volumineux. Hémorrhagies fréquentes et état de souffrance continuel depuis dix ans. Altération profonde de la constitution. Idées sombres; tendance au suicide.	Douleurs très vives et grande agitation dans la journée qui suit l'opération. Dysurie passagère. Constriction du sphincter combattue par les mèches. Guérison au bout de vingt-trois jours.	Revu le 2 janvier 1857, environ deux ans après l'opération.	Défécation très régulière.	Aucun retour des hémorrhagies.	État général excellent.	Rue de l'Église, 20, à Passy.
5 Roux.	Mécanicien.	45	13 avril 1855.	Tumeurs hémorrhoïdales implantées au pourtour de l'anus, dont une de la grosseur d'une noix. Douleurs se prolongeant parfois pendant cinq ou six heures après la défécation. Fistule à l'anus.	Ni fièvre, ni douleurs. Aucune souffrance pendant la défécation. Quatre jours après l'opération, le malade se rend à pied à son domicile.	Revu par M. le doct. Rodenberg en février 1857, deux ans environ après l'opération.	Défécation facile.	Pas d'hémorrhagie.	État général très satisfaisant.	Quai de la Râpée, 66.
6 ssard (Franis).	Menuisier.	48	10 avril 1855.	Tumeur hémorrhoïdale annulaire. Hémorrhagies abondantes depuis deux ans. Anémie profonde.	Pas de douleurs, pas d'accidents nerveux, pas de fièvre, miction facile. Guérison au bout d'un mois.					Faubourg St-Antoine, 50.
7 ûtemanière.	Mécanicien.	28	16 avril 1855.	Énorme bourrelet hémorrhoïdal circulaire formé par la réunion de dix à douze tumeurs. Hémorrhagies abondantes et répétées. Anémie profonde.	Douleurs très vives à l'anus aussitôt après l'opération. Adhérences par suite de la réunion primitive d'une partie de la plaie. On les détruit avec le doigt. Évacuations alvines difficiles et un peu douloureuses. Sort de l'hôpital en très bon état au bout de trois semaines.	Revu en mars 1857, deux ans après l'opération.	Défécation régulière.	Plus de retour des hémorrhagies.	État général excellent.	Rue de Chartres, 29.
8 ladame Priet.	Couturière.	33	19 mai 1855.	Bourrelet hémorrhoïdal complet formé par la réunion de plusieurs tumeurs pressées les unes contre les autres. Taches sphacéliques. Symptômes d'étranglement. Tristesse, inquiétude, impossibilité de se livrer à aucun travail.	Douleurs et agitation dans la journée qui suit l'opération. Constriction spasmodique du sphincter combattue par les purgatifs. Guérison au bout de vingt-quatre jours.	Revue le 17 juillet 1857.	Quelques difficultés pour aller à la selle.	Point de sang.	Aucune autre maladie nouvelle.	Rue de Chabrol, 16.
9 dame Béraud	—	31	21 mai 1855.	Bourrelet hémorrhoïdal considérable; pertes sanguines abondantes; teint blafard, amaigrissement profond.	Douleurs assez vives dans la région anale après l'opération. Agitation nerveuse. Pas d'hémorrhagie, aucun accident. Rétablissement au bout de huit jours.	Revue le 16 mars 1857, deux ans après l'opération.	Régularité parfaite des garde-robes.	Cessation complète des hémorrhagies.	Santé générale parfaite.	Boulevard de Bercy, 36.
10 M. Colas.	Fermier à Vesvres.	47	27 mai 1855.	Bourrelet hémorrhoïdal considérable, datant de vingt ans et donnant lieu depuis un an à des douleurs qui rendent la marche impossible et l'existence intolérable.	Vif sentiment de cuisson pendant une heure après l'opération, pas de dysurie ni de météorisme. Absence de fièvre et de toute douleur. État parfait au bout de huit jours.	Reçu des nouvelles par son frère en févr. 1857; vingt et un mois après l'opération.	Selles très régulières.	Pas de retour des hémorrhagies.	Santé générale excellente.	A Vesvres.
11 ebrun (Edmond).	Menuisier.	41	28 mai 1855.	Bourrelet hémorrhoïdal circulaire, énorme. Hémorrhagies anales depuis seize années. Accidents graves d'étranglement survenus il y a huit ans. Guérison temporaire. Réapparition de la maladie au bout de six mois. Altération de la santé générale.	Adhérences par l'accolement des lèvres de la plaie, détruites par l'introduction d'une sonde de femme; selles d'abord douloureuses, puis régulières et faciles. Amélioration de l'état général. Guérison au bout de dix-huit jours.					Rue Neuve-Breda, 14.

NOMS.	PROFESSION.	AGE.	DATE DE L'OPÉRATION.	MOTIFS DE L'OPÉRATION.	SUITES IMMÉDIATES DE L'OPÉRATION.	SUITES ÉLOIGNÉES DE L'OPÉRATION. DATE DE LA CONSTATATION DES SUITES ÉLOIGNÉES.	ÉTAT DE LA DÉFÉCATION.	RÉAPPARITION DES HÉMORRHAGIES.	SANTÉ GÉNÉRALE.	RÉSID[ENCE] DES MAL[ADES]
12 Villaume.	Menuisier.	41	24 juillet 1856.	Demi-bourrelet hémorrhoïdal. Sphacèle de la muqueuse qui recouvre l'une des tumeurs.	Point de douleurs, point d'écoulement sanguin, excepté en allant à la selle. Sorti de l'hôpital au bout de dix jours, en voie de guérison.					Domicil[e in]connu
13 Madame X.	—	35	7 juillet 1856.	Tumeurs hémorrhoïdales multiples existant depuis dix ans et donnant lieu depuis deux ans à des douleurs vives, de la constipation, etc.	Ni fièvre, ni météorisme, ni rétrécissement anal. Cicatrisation au bout de quinze jours.	Revue par M. le Dr Boinet, en janv. 1857, six mois après l'opération.	Garderobes faciles.	Pas d'hémorrhagies.	État général très bon.	Rue de[s Pe]tes-Éc[uries] 55.
14 Renardeux.	Journalier.	50	18 juillet 1855.	Bourrelet hémorrhoïdal circulaire de 5 centimètr. de diamètre sur 2 centimètr. d'épaisseur. Pertes de sang nombreuses et abondantes depuis six mois. Anémie profonde. Traces de sphacèle sur la tumeur.	Peu de douleurs; pas d'hémorrhagie. Guérison au bout de huit jours.					Rue S[aint-]Lefranc
15 M. Allaire.	Notaire.	38	24 août 1855.	Tumeur hémorrhoïdale annulaire datant de six années. Hémorrhagies abondantes, inflammation violente, irréductibilité de la tumeur, étranglement, sphacèle.	Accidents nerveux au bout de quelques jours après l'opération. Guérison au bout de huit jours.	Revu par M. le Dr Houël, en mars 1857, dix-huit mois après l'opération.	Défécation régulière.	Pas d'hémorrhagies.	Santé générale parfaite.	Nota[ire à] Évreux
16 M. Behagell.	Substitut du procureur du roi à Audenarde (Belgique).	39	21 septemb. 1855.	Tumeurs hémorrhoïdales multiples avec prolapsus de la muqueuse rectale. Nécessité de réduire la muqueuse et les tumeurs qu'elle supporte après chaque défécation.	Accidents nerveux quelques heures après l'opération, selles sanguinolentes, tendance syncopale. Les jours suivants disparition de tous ces symptômes. Urines et selles faciles. Encore un peu de sang dans les garderobes. Guérison au bout de quinze jours.	Revu en octobre 1856, un an après l'opération.	Selles faciles.	Pas d'hémorrhagies.	État général très amélioré.	A Aude[narde] (Belg[ique])
17 Nouvion.	Couturière.	41	24 septemb. 1855.	Bourrelet hémorrhoïdal volumineux datant de plus de quinze ans. Grandes difficultés pour aller à la selle. Émission des urines fréquente et peu abondante. Pertes de sang presque continuelles.	Agitation et douleurs assez vives pendant quelques heures après l'opération. Dysurie le lendemain. Rétention des gaz et des matières fécales par suite de l'adhésion des bords opposés de la plaie. On dilate peu à peu l'anus avec le doigt. Rétablissement au bout d'un mois.	A quitté son domicile, n'a pas fait connaître où elle est allée.				Rue du Puits, la Cha[pelle]
18 Dumortier (Frédéric).	—	22	1er octobre 1855.	Tumeur hémorrhoïdale avec flux sanguin très ancien et se renouvelant presque tous les jours depuis quelques années.	Quelques selles douloureuses. Hémorrhagies consécutives. Rétablissement au bout de deux mois.	Revu le 17 juillet 1857.		Nouvelles pertes de sang, mais peu abondantes.		Boul. [Nor]mandie à Belle[ville]
19 Ginesse (Pierre-Jean-Étienne).	Gantier.	17	19 octobre 1855.	Bourrelet hémorrhoïdal circulaire complet et donnant lieu depuis plusieurs années à des hémorrhagies abondantes et réitérées. Décoloration générale de la peau et des muqueuses. État anémique très prononcé, essoufflement, fatigue.	Grande constipation et rétention de gaz. Un purgatif fait cesser ces accidents au bout de quelques jours. Guérison au bout de vingt-huit jours.	Revu en janvier 1857, quinze mois après l'opération.	Défécation régulière.	Aucune apparition d'écoulement sanguin.	État général bon.	Rue Goutte [d'Or] 45, à l[a Cha]pelle.
20 Dupont (Hippolyte).	—	19	2 février 1856.	Bourrelet hémorrhoïdal compliqué de végétations granuleuses. Écoulement sanguin résultant de la constipation. Suintement jaunâtre habituel.	Dysentérie quelques heures après l'opération. Guérison dix jours après l'opération.	Revu trois mois après l'opération.	Selles régulières.	Pas d'hémorrhagies.	Amélioration de l'état général.	Galerie [...]gère,
21 Ponthieu (Louis).	Menuisier.	47	17 décembre 1855.	Bourrelet hémorrhoïdal datant de 19 ans. Souffrances et pertes sanguines considérables depuis 6 ans. Nécessité de garder le lit pendant des mois entiers. Constitution détériorée.	Selles douloureuses pendant deux à trois jours. Cicatrisation au bout de dix jours.	Revu le 7 juillet 1857 à la consultation de l'hôpital.	Défécation parfaite.	Absence totale d'écoulement sanguin.	État général bon.	Rue Goutte [d'Or] 50, à l[a Cha]pelle.
22 Dicquemarre (Alphonse).	Raffineur.	38	24 décembre 1855.	Bourrelet hémorrhoïdal compliqué de fistules à l'anus.	Pas de fièvre, pas d'accidents. Accumulation de gaz dans l'intestin. Les jours suivants, selles faciles et exemptes de toute douleur. Guérison au bout d'un mois.					Qua[i de] Marne [à] la Ville[tte]
23 Eitique (Marie-Basile).	Corroyeur.	41	7 janvier 1856.	Tumeur hémorrhoïdale donnant lieu à des écoulements sanguins fréquents, à des douleurs très vives, à la difficulté de marcher, etc.	Souffrances aiguës pendant deux heures après l'opération. Rétention de gaz, selles douloureuses pendant plusieurs jours. Guérison au bout de trois semaines.					Domic[ile in]conn[u]

NOMS.	PROFESSION.	AGE.	DATE DE L'OPÉRATION.	MOTIFS DE L'OPÉRATION.	SUITES IMMÉDIATES DE L'OPÉRATION.	SUITES ÉLOIGNÉES DE L'OPÉRATION.				
						DATE DE LA CONSTATATION DES SUITES ÉLOIGNÉES.	ÉTAT DE LA DÉFÉCATION.	RÉAPPARITION DES HÉMORRHAGIES.	SANTÉ GÉNÉRALE.	RÉSIDENCE DES MALADES.
24 Gertener (Guillaume).	Cordonnier.	51	14 janvier 1856.	Bourrelet circulaire formé de plusieurs tumeurs, les unes muqueuses, les autres cutaneo-muqueuses. Hémorrhagies considérables à chaque garderobe.	Dysurie passagère; gaz intestinaux; quelques douleurs au moment des selles. Rétablissement au bout d'un mois.					Impasse des Peintres, 4.
25 Dubois (Charles).	Employé.	76	28 janvier 1856.	Tumeurs hémorrhoïdales multiples datant de 6 ans; douleurs pendant la marche et les garderobes, épreintes; saillie de ces tumeurs au dehors au moment de la défécation.	Douleurs pendant deux heures après l'opération. Les jours suivants, douleurs nulles, selles faciles. Guérison au bout d'un mois.	Revu le 2 mars 1857. Rentré à l'hôpital pour un bubon, 14 mois après l'opération.	Défécation très régulière.	Le sujet a perdu deux fois depuis l'opération une très petite quantité de sang.	État général très bon.	Faubourg St-Denis, 24.
26 Mouchel.	Rentier.	68	15 janvier 1856.	Tumeurs hémorrhoïdales datant de 25 ans, du volume d'un gros œuf de poule. Douleurs intolérables; gêne considérable dans la marche.	Douleurs pendant trois heures après l'opération. Pas de tympanite, pas d'accidents graves; première selle douloureuse. Rétrécissement anal vaincu par la simple dilatation à l'aide de deux doigts. Guérison au bout de deux mois.	Revu en avril 1857, quinze mois après l'opération.	Garderobes faciles.	Pas de pertes sanguines.	État général bon.	Rue Villejust, 20, à Passy.
27 Danel (Paul).	Tourneur en chaises.	81	28 janvier 1856.	Deux rangées de tumeurs hémorrhoïdales circonscrivant l'orifice anal. Hémorrhagies assez fréquentes, gêne de la marche, ténesme, moral affecté.	Quelques souffrances après l'opération. Pas de fièvre; selles spontanées, à peine douloureuses. Rétablissement au bout de trois semaines.					Rue de Montreuil, 65.
28 Michaux (Fr.-Armand).	Marchand des quatre-saisons.	35	4 février 1856.	Tumeur hémorrhoïdale compliquée de fistule à l'anus avec diverticule périnéal.	Souffances modérées pendant une heure et demie après l'opération. Fièvre nulle, selles faciles, peu douloureuses. Guérison au bout d'un mois.	Revu le 7 juillet 1857.	Défécation normale.	Aucune réapparition sanguine.		Rue des Propriétaires, 2, à la Chapelle.
29 Delienne.	Charron.	46	10 février 1856.	Bourrelet hémorrhoïdal circulaire datant de 12 ans. Opéré déjà deux fois, une fois par l'incision, une autre fois par la cautérisation, dans d'autres hôpitaux. Souffrances extrêmes; hémorrhagies fréquentes; pâleur et amaigrissement.	Agitation nerveuse pendant trois quarts d'heure après l'opération. Abcès à l'anus. Guérison au bout de trois semaines.					Quai Valmy, 189.
30 Mongin (...uge-Franç.).	Confiseur.	46	18 février 1856.	Bourrelet hémorrhoïdal datant de dix-sept ans, bosselé, rénitent, recouvert par une muqueuse fortement congestionnée. Pertes sanguines se reproduisant à quinze jours ou un mois d'intervalle. Opéré une fois en 1842 par l'incision. Douleurs et gêne dans la marche.	Douleurs très modérées pendant une heure et demie après l'opération. Miction facile, pas de fièvre; selles peu douloureuses. Guérison au bout d'un mois. Une des petites tumeurs formant le bourrelet a échappé à la chaîne métallique. Petite opération secondaire d'une bénignité parfaite.	Revu en février 1857, un an après l'opération.	Selles régulières.	Cessation des pertes sanguines.	Rétablissement complet de la santé générale.	Rue Pigale, 61.
31 ...esta (Salvator).	Pharmacien.	37	4 mars 1856.	Bourrelet hémorrhoïdal circulaire très volumineux; constitution détériorée.	Suintement sanguin pendant plusieurs jours. Guérison au bout de vingt-sept jours.	Retourné en Sicile.				Rue Saint-Honoré, 257
32 ...rtrand (Jules)	Cordonnier.	26	7 avril 1856.	Tumeur hémorrhoïdale volumineuse, flux sanguin très abondant, souffrances vives pendant la défécation.	Selles sanguinolentes. Il reste après la guérison un prolapsus de la muqueuse rectale qu'on opérera plus tard.	Revu le 8 juillet 1857.	Défécation normale, légère tendance à la constipation.	Aucune réapparition sanguine.	Accroissement des forces.	Rue Florentine, 3, à Montmartre.
33 Bailly (Jean).	Voiturier.	56	18 mai 1856.	Bourrelet circulaire en grande partie recouvert par la peau. Souffrances, épuisement, gêne dans la marche.	Point d'accidents. Selles à peine douloureuses. Guérison au bout de douze jours. Une petite tumeur hémorrhoïdale a échappé à la chaîne métallique.	Rentré à l'hôpital 19 juill. 1857, pour une affection rhumatismale.	Défécation facile et non douloureuse.	N'a plus aucun écoulement de sang par l'anus.	Aucun des inconvénients attribués à la suppression des hémorrhoïdes. Bon état général.	Rue d'Allemagne, 14, à la Villette.
34 ...anglois (Noël).	Charretier.	23	23 juin 1856.	Demi-bourrelet hémorrhoïdal compliqué de fistules à l'anus.	Pas d'accidents. Guérison au bout de dix jours.					R. de Lille, 4, à la Villette.
35 ...azin (Jacques).	Frappeur sur métaux.	44	7 juillet 1856.	Tumeur hémorrhoïdale occasionnant un flux sanguin abondant au moment des garderobes, de la souffrance pendant la marche et la station prolongée.	Aucun accident grave. Guérison au bout de trois semaines.					Rue de Normandie, 10.
36 Estevenin (Marie.)	Passementière.	35	2 juin 1856.	Tumeur hémorrhoïdale rendant la défécation très pénible. Douleurs; gêne pendant la marche. La tumeur repose sur un bourrelet incomplétement circulaire.	Point de douleurs; point de réaction fébrile. Cicatrisation complète au bout d'un mois.	Revue en mars 1857, à la consult. de l'hôpital, 8 m. après l'opération.	Défécation facile.	Pas de réapparition du flux hémorrhoïdaire.		Quai Valmy, 115.

NOMS.	PROFESSION.	AGE.	DATE DE L'OPÉRATION.	MOTIFS DE L'OPÉRATION.	SUITES IMMÉDIATES DE L'OPÉRATION.	SUITES ÉLOIGNÉES DE L'OPÉRATION.				
						DATE DE LA CONSTATATION DES SUITES ÉLOIGNÉES.	ÉTAT DE LA DÉFÉCATION.	RÉAPPARITION DES HÉMORRHAGIES.	SANTÉ GÉNÉRALE.	RÉSIDENCE DES MALADES
37 M. d'Almeida.	Docteur en médecine.	45	24 juillet 1856.	Bourrelet hémorrhoïdal volumineux apparaissant à chaque garderobe et ayant donné lieu à une cachexie hémorrhoïdaire.	Pas d'accidents, retour facile de la défécation. Guérison.					A quitté France.
38 M. Lepère.	Rentier,	46	18 août 1856	Bourrelet hémorrhoïdal circulaire et volumineux. Cachexie hémorrhoïdaire. État d'hypochondrie.	Rétablissement au bout de trois semaines sans accident grave.	Revu par M. le Dr Delarue, en mars 1857, sept mois après l'opération.	Selles régulières.	Pas d'hémorrhagies.	État général bon.	Avenue l'Observatoire, 31.
39 Desquesne (Louis).	Blanchisseur.	39	25 août 1856	Tumeurs hémorrhoïdales multiples datant de quinze ans. Pertes de sang journalières, affaissement, souffrances vives. Anémie.	Deux heures de souffrances après l'opération. Pas d'hémorrhagie, de météorisme, de resserrement anal. Guérison au bout de quinze jours.	23 mars 1857, sept mois après l'opération.	Défécation très facile.	Pas d'hémorrhagies, seulement comme cet homme est très actif, il y a eu qq. gouttes de sang répandues il y a à peu près trois semaines.	État nerveux qui tient à la nature du sujet. Jamais d'étourdissements.	Rue Chabr 3, à la Ch pelle.
40 Cousin (Édouard).	Tapissier.	30	25 août 1856	Bourrelet hémorrhoïdal devenu irréductible. Affaiblissement du malade par des pertes sanguines.	Forte hémorrhagie quelques heures après l'opération. Légère dysurie. Diarrhée. Rétablissement au bout d'un mois.					Rue Sai Martin, 29
41 Dowrée (Joseph)	Bottier.	36	18 août 1856	Bourrelet hémorrhoïdal volumineux. Constipation opiniâtre, pertes de sang, vives douleurs; état anémique très prononcé.	Dysurie passagère, quelques selles douloureuses. Guérison au bout de quinze jours.	Revu le 8 juillet 1857.	Défécation normale.	Aucune réapparition sanguine.	Santé générale excellente.	Rue de Mairie, 12 Montmartr
42 Marin (Antoine)	Cordonnier.	42	27 octobre 1856.	Tumeurs hémorrhoïdales au nombre de cinq, formant bourrelet; sujettes à sortir, difficiles à réduire, gênant la marche, la station, et même la position assise; donnant lieu à des douleurs très vives et à des hémorrhagies répétées. Faiblesse; oppression, vertiges.	Une heure de cuisson après l'opération. Pas de fièvre. Douleurs anales revenant tous les soirs. Selles douloureuses, mais régulières. Guérison en cinq semaines.	Revu le 7 juillet 1857. Ne s'est jamais mieux porté que depuis l'opération.	Défécation normale.	Point de réapparition de flux sanguin.	Bon état général.	Boulevard la Chapel 92.
43 Houdart.	Commis.	46	10 novembre 1856.	Bourrelet hémorrhoïdal s'accroissant progressivement depuis huit années, et compliqué d'une double fistule à l'anus.	Deux heures de souffrance après l'opération. Du reste, pas d'autres accidents. Guérison au bout d'un mois.	Revu quelques mois après.	Selles régulières.	Pas de flux sanguin.	État général très bon.	Rue de Par 47, à Bel ville.
44 Obert (Louis).	—	45	29 décembre 1856.	Bourrelet hémorrhoïdal complet, très volumineux, formé d'hémorrhoïdes internes et accompagné de procidence de la muqueuse rectale. Hémorrhagies violentes. Sortie de la tumeur pendant la marche. Amaigrissement, perte des forces, altération de la constitution.	Une heure de souffrance après l'opération. Léger suintement sanguin pendant la journée. Guérison au bout de quinze jours.					Rue de Ch renton,
45 Saulaville (Claude).	Infirmier.	38	31 décembre 1856.	Demi-bourrelet hémorrhoïdal occupant toute la moitié gauche de l'orifice anal. Nécessité pour le malade d'interrompre souvent son service. Pâleur, tristesse, fatigue.	Cuisson pendant trois quarts d'heure après l'opération. Aucun accident du reste. Guérison au bout d'un mois.	Suivi depuis l'opération jusqu'à ce jour.	Régularité parfaite des garderobes.	Aucune hémorrhagie.	Rétablissement complet de la santé générale.	A l'hôpi Lariboisièr salle Sain Augustin.
46 Dargent (Maurice).	Sergent de ville.	39	5 janvier 1857.	Tumeur hémorrhoïdale produisant des douleurs intenses, des hémorrhagies abondantes, une gêne considérable, et l'impossibilité absolue de se livrer à aucun travail.	Contractions douloureuses du sphincter pendant une heure ou deux; dysurie pendant quatre jours, puis miction comme à l'état normal. Rétablissement au bout d'un mois.	Revu le 8 juillet 1857.	Défécation parfaite.	Pas de réapparition sanguine.	État général satisfaisant.	Rue Fa trier, 8, Montmartr
47 M. Mouton.	Procureur impérial à Fontenay-le-Comte.	34	8 janvier 1857.	Tumeur hémorrhoïdale circulaire et d'un volume énorme, datant de dix-sept ans. Pertes sanguines abondantes et réitérées. Cachexie hémorrhoïdaire.	Deux ou trois fortes ondées de sang après l'opération. Point d'autres accidents. Rétablissement au bout de quinze jours.	Reçu des nouvelles le 14 avril 1857, trois mois après l'opération.	Selles devenues faciles.	A perdu une seule fois du sang et en petite quantité depuis l'opération.	Amélioration très notable de l'état général.	Rue de Mil 24.

ANALYSE
DES RÉSULTATS STATISTIQUES
DE L'ÉCRASEMENT LINÉAIRE.

L'analyse des observations dont nous avons présenté le tableau synoptique nous a conduit aux résultats statistiques suivants :

Age. — La considération de l'âge fournit des données très positives : elle établit que c'est dans la période de la vie comprise entre trente et cinquante ans que les tumeurs hémorrhoïdales se rencontrent à leur maximum de fréquence. En effet, tandis que 34 de nos malades se trouvent dans les limites d'âge que nous indiquons, 7 seulement n'ont pas encore atteint cette époque de l'existence, et 6 l'ont dépassée.

Voici d'ailleurs le tableau résumé des âges :

1	de nos malades	était âgé de		19 ans.
6	— —	étaient âgés	de 20 à 30	—
15	— —	—	de 30 à 40	—
19	— —	—	de 40 à 50	—
5	— —	—	de 50 à 70	—

Sexe. — L'influence du sexe sur la production des tumeurs hémorrhoïdales paraît également très prononcée. Sur 47 malades, nous comptons 40 hommes et seulement 7 femmes. Que cette différence énorme dans la proportion relative des hommes et des femmes tienne à la nature des occupations habituelles de l'homme, à ses travaux plus rudes, à l'intempérance, ou bien qu'elle résulte des conditions physiologiques inhérentes au sexe masculin, ce qui est certain, c'est que les hommes sont plus susceptibles que les femmes de contracter l'affection hémorrhoïdaire. Les chiffres que nous venons de citer démontrent ce fait avec la dernière évidence.

Professions. — Il est difficile de déduire une proposition générale bien motivée de l'examen des professions exercées par nos divers malades. De ce que, parmi les sujets atteints de tumeurs hémorrhoïdales, il s'est trouvé un peu plus de cordonniers, de menuisiers, de mécaniciens que d'individus appartenant à toute autre corporation ouvrière, cela ne prouve pas que l'influence de ces professions sur la manifestation de la maladie qui nous occupe soit bien réelle, bien incontestable. Le hasard peut avoir joué ici le principal rôle, et, d'une autre part, il est possible que la proportion des individus exerçant telle ou telle profession soit plus considérable que le nombre de ceux qui appartiennent à telle ou telle autre, en sorte qu'avant de se prononcer sur l'influence des professions, il faudrait avoir préalablement résolu certaines questions et tenu compte des éléments nombreux qui peuvent compliquer le problème.

Toutefois il est deux circonstances sur lesquelles nous devons appeler l'attention : c'est, d'une part, la nécessité imposée à un certain nombre de sujets par leur profession de se tenir constamment debout; d'une autre part, la vie sédentaire à laquelle est en quelque sorte condamnée une autre catégorie d'individus. Eh bien ! ces deux conditions opposées nous ont paru n'être pas étrangères à la production des hémorrhoïdes, soit qu'elles aggravent une prédisposition déjà existante, soit qu'elles agissent, dans certains cas, à la manière d'une cause déterminante. Toutefois le nombre des professions sédentaires nous a paru notablement inférieur à celui des professions qui s'exercent debout. Hâtons-nous d'ajouter que nous ne formulons ces résultats de notre statistique que sous bénéfice d'inventaire, et seulement comme pouvant servir d'appoint à des résultats fournis par une masse plus imposante d'observations.

Tumeurs hémorrhoïdales. — Sans revenir ici sur la description que nous avons déjà donnée ailleurs des tumeurs hémorrhoïdales, nous ferons remarquer que, sur les 47 malades opérés par nous, 36 portaient un bourrelet complet, 4 un demi-bourrelet et 7 des tumeurs isolées, soit uniques, soit multiples.

Hémorrhagies concomitantes. — Dans 27 cas, nous avons constaté qu'il existait des hémorrhagies concomitantes. Ces flux sanguins remontaient à une époque plus ou moins éloignée, six mois, deux ans, six ans, dix ans, seize ans, en moyenne à quelques années. Les uns se reproduisaient à des intervalles irréguliers; les autres se manifestaient après chaque garde-robe. Dans d'autres cas, l'écoulement sanguin était presque continuel. En général, les pertes de sang étaient abondantes et réitérées, et finissaient par porter une atteinte plus ou moins profonde à la constitution.

Fonction de la défécation. — La présence des tumeurs hémorrhoïdales avait pour conséquence obligée, chez la grande majorité de nos malades, d'apporter des troubles plus ou moins graves dans les fonctions de la défécation. Le trouble le plus fréquent était sans contredit la constipation. Celle-ci présentait habituellement une opiniâtreté extrême, et avait pour résultat presque inévitable de rendre le passage des garde-robes difficile, pénible, souvent même très douloureux. Nous trouvons notés dans un grand nombre de nos observations le ténesme et les épreintes rectales. Ce n'est pas tout : les laborieux efforts que nécessitait l'excrétion des matières intestinales amenait souvent la sortie du paquet hémorrhoïdaire, des hémorrhagies, des évacuations glaireuses, un suintement jaunâtre qui persistait même dans l'intervalle des selles. Enfin, la défécation une fois accomplie, certains malades ne réduisaient qu'avec beaucoup de peine la tumeur, chassée hors de l'anus. Et de là résultait un état de gêne et de souffrance qui, avec les hémorrhagies, ne contribuait pas médiocrement à jeter les malades dans l'état de cachexie dont nous allons parler.

Douleurs et accidents divers. — Les douleurs auxquelles donnait lieu, chez la plupart de nos malades, la présence des tumeurs hémorrhoïdales étaient de diverse nature, les unes spontanées, les autres provoquées. Les premières coïncidaient avec un développement plus ou moins considérable de la tumeur et avec les circonstances qui favorisaient son état congestionnel; les autres se manifestaient tantôt sous l'influence des efforts de défécation, tantôt pendant la marche, ailleurs par l'effet de la station verticale prolongée; dans d'autres cas, par la position assise, etc. Ces douleurs étaient souvent si intenses et si prolongées qu'elles rendaient la marche presque impossible, qu'elles gênaient le corps dans ses diverses attitudes, et que finalement elles obligeaient, au bout d'un certain temps, les malades à renoncer à leurs travaux, et souvent même aux occupations les moins fatigantes.

A cet état de souffrance presque continuel, il faut joindre les accidents inflammatoires, qui, dans des cas plus rares, se déclaraient dans la partie malade. Dans deux ou trois cas, l'inflammation a été assez violente pour amener des phénomènes d'étranglement, et consécutivement du sphacèle en plusieurs points de la tumeur. Chez le sujet de l'observ. II, le sphacèle a eu pour résultat une guérison temporaire; mais l'affection hémorrhoïdaire n'en a pas moins reparu au bout d'un certain temps, et avec elle tout le cortége d'accidents et de souffrances dont nous avons parlé. C'est même un point qui nous a servi à juger de la valeur des cautérisations superficielles, comme méthode de traitement.

Complications. — Le prolapsus de la muqueuse rectale est une des complications les plus fréquentes et les plus habituelles des tumeurs hémorrhoïdales; nous pourrions même dire qu'il ne se forme guère de bourrelet sans procidence plus ou moins marquée de la muqueuse. Mais cette complication qui, lorsqu'on emploie les méthodes ordinaires de traitement, est pour le chirurgien une source d'embarras et de difficultés, cesse d'être un objet de préoccupation lorsqu'on a recours à l'écrasement linéaire, la ligature métallique enlevant du même coup et la tumeur et la portion de muqueuse prolapsée.

Cinq de nos opérés portaient des fistules à l'anus, les unes simples, les autres doubles, l'une d'elles accompagnée de diverticule périnéal.

Enfin, chez l'un de nos malades, le bourrelet hémorrhoïdaire était comme doublé d'un feuillet de végétations granuleuses dues au vice syphilitique.

Troubles de la santé générale. — Dix-huit de nos malades étaient arrivés, par le fait des progrès ou tout au moins de la prolongation de l'affection locale, à cet état de détérioration et d'appauvrissement de la constitution qu'on a désigné sous le nom de cachexie hémorrhoïdaire. Voici, en effet, ce qui résulte de l'analyse des circonstances consignées dans le tableau de nos observations.

L'altération de la constitution se manifestait par une décoloration profonde de la peau et des muqueuses, une teinte blafarde des téguments du visage, un amaigrissement extrême avec flaccidité des chairs, perte des forces, sentiment de fatigue, essoufflement, oppression, vertiges. Presque toujours à ces phénomènes généraux se joignaient de la tristesse, de l'inquiétude, un état d'hypochondrie plus ou moins prononcé, et l'impossibilité quelquefois absolue de se livrer à aucun travail. Enfin, chez quelques malades, l'existence était devenue tellement intolérable que des idées sombres se produisaient, avec tendance au suicide.

Suites immédiates de l'opération.

Hémorrhagie. — L'absence de toute perte notable de sang, à la suite de nos opérations de tumeurs hémorrhoïdales par écrasement linéaire, est un fait parfaitement établi par l'analyse de nos observations. Chez tous nos malades, la solution de continuité résultant de l'action de la chaîne a toujours présenté un état de siccité relative, pour ne pas dire une sécheresse absolue. On ne confondra pas avec une hémorrhagie l'écoulement sanguin qui a lieu pendant l'opération par les piqûres résultant de l'implantation des branches de l'érigne multiple dans la tumeur.

Il est incontestable cependant que, chez quelques-uns de nos opérés, la séparation de la tumeur hémorrhoïdale a été suivie de l'expulsion par l'anus de quelques ondées de sang assez fortes pour donner, dans certains cas, un démenti apparent à nos assertions. Mais nous devons faire remarquer, d'une part, que cette perte de sang n'a jamais pris, en réalité, le caractère d'une hémorrhagie, c'est-à-dire n'a jamais exigé l'emploi de moyens hémostatiques quelconques; d'une autre part, qu'elle pouvait s'expliquer par l'une ou l'autre des circonstances suivantes : ou bien l'on n'avait pas observé le précepte que nous avons formulé de ne faire avancer la crémaillère d'un cran que toutes les quinze secondes; ou bien le malade, n'ayant pas été suffisamment endormi par l'action du chloroforme, n'avait cessé, pendant toute la durée de l'opération, de pousser instinctivement comme pour aller à la garde-robe, circonstance qui, en congestionnant les vaisseaux du rectum, avait pu déterminer une exhalation sanguine à la surface interne de cette cavité; ou bien enfin la tumeur offrait un volume considérable, et s'accompagnait d'une dilatation plus ou moins prononcée de tous les vaisseaux qui composent le système circulatoire de l'extrémité inférieure de l'intestin, auquel cas la perte d'une certaine quantité de sang devenait inévitable. En dernier lieu, j'ai cru m'apercevoir que quand l'érigne à branches multiples est introduite un peu trop avant dans le rectum, les crochets, au moment où on les ramène au dehors, déchirent longitudinalement des parois veineuses qui, ouvertes ainsi par latéralité, versent dans l'intérieur de l'intestin une certaine quantité de sang que le malade rend, à la fin de l'opération, par ondées plus ou moins abondantes.

Ce que j'avance là n'est encore qu'une supposition, et ne m'est pas rigoureusement démontré; mais ce qui me porte à en admettre la réalité, c'est que je ne vois jamais la surface traumatique elle-même produite par l'écraseur donner du sang. Je n'ai jamais vu cela que dans un cas, rapporté dans mon *Traité de l'écrasement* (obs. X, p. 93), cas dans lequel la ligature métallique avait été brisée, et l'opération n'avait pu être faite comme elle doit l'être.

A part ce cas, où j'ai vu très distinctement un jet artériel, je n'ai jamais vu le sang venir d'autre part que de l'intestin.

Cette remarque me paraît importante, en ce qu'elle tend à prouver deux choses : c'est d'abord qu'il ne faut point soumettre l'érigne à branches multiples à une traction trop forte, et, en second lieu, qu'il faudrait, le cas échéant, renoncer à son emploi, attendu que si elle est très commode, elle n'est pas indispensable.

On pourrait avoir recours à d'autres modes de pédiculisation, que j'ai indiqués dans mon *Traité de l'écrasement* (p. 62). Quant aux hémorrhagies consécutives qui auraient pu être rapportées à l'opération, nous n'en avons point observé. Chez quatre de nos malades seulement, on a noté des selles sanguinolentes pendant plusieurs jours après l'écrasement; un seul a eu de véritables pertes sanguines par l'anus, mais qui se sont arrêtées d'elles-mêmes, et sans qu'on ait eu besoin de recourir à l'emploi d'aucun moyen hémostatique sérieux.

En somme, ni pendant l'opération ni dans les jours qui l'ont suivie, il n'y a eu d'hémorrhagie réelle, sérieuse, et nous croyons pouvoir dire que la méthode opératoire est innocente dans tous les cas du faible écoulement de sang qui s'est manifesté chez quelques opérés.

Douleur. — Chez 26 malades sur 47, c'est-à-dire dans un peu plus de la moitié des cas, il a existé, immédiatement après l'opération, des douleurs plus ou moins vives dans la région anale, douleurs qui régnaient habituellement pendant une heure ou deux, puis cessaient pour ne plus reparaître.

Ces douleurs nous paraissent devoir être attribuées à des contractions spasmodiques du sphincter, en raison de leur caractère intermittent et surtout du calme absolu que présentaient les malades dans les intervalles qui séparent chaque crise douloureuse. Nous ne saurions mieux comparer ces douleurs, pour donner une idée de leur forme, de leur type et de leur intensité, qu'aux douleurs de l'accouchement.

Si, dans quelques cas très rares, les contractions douloureuses du sphincter anal ont pu persister une demi-journée, dans un grand nombre de cas, elles ont consisté dans une simple cuisson, qui cessait au bout d'une demi-heure.

Il ne faudrait pas toujours juger de l'acuité de ces douleurs par les plaintes des malades. Le chloroforme, qu'on est toujours obligé d'employer pour l'opération, crée souvent chez les malades, une disposition particulière, en vertu de laquelle ils manifestent toutes leurs sensations d'une manière presque exagérée; en sorte qu'il ne faut accepter que dans une certaine mesure l'expression des souffrances qu'ils éprouvent dans les premières heures qui suivent l'opération.

Agitation, accidents nerveux. — C'est aussi, en grande partie, au chloroforme qu'il faut attribuer l'agitation, la tendance syncopale et les accidents nerveux, toujours d'ailleurs fort peu graves, qu'on observe chez quelques malades pendant la journée qui suit l'opération. Jamais nous n'avons observé de délire, de convulsions, d'accidents tétaniques. Le lendemain du jour où la tumeur avait été enlevée, nous avons constamment trouvé les malades dans un état de calme parfait.

Fièvre. — Il est remarquable de voir que, chez aucun de nos opérés, il n'est survenu, soit immédiatement, soit consécutivement à l'opération, de réaction fébrile. Aucune circonstance, au point de vue médical proprement dit, ne milite plus fortement en faveur de la bénignité du traumatisme de l'écrasement.

Dysurie. — Sept de nos opérés ont présenté de la dysurie, soit le jour même de l'opération, soit les jours suivants. Le plus habituellement cette dysurie se dissipait d'elle-même, et n'exigeait pas même le secours de la sonde. Dans quelques cas rares, on a eu recours au cathétérisme. Au bout de trois ou quatre jours, l'emploi de ce moyen cessait d'être nécessaire.

Agglutination des bords de la plaie. — Il nous est arrivé

plusieurs fois de trouver, le lendemain ou le surlendemain de l'opération, les bords de la plaie produite par l'écraseur réunis par première intention. Pour détruire les adhérences déjà formées, il nous a toujours suffi d'introduire dans l'anus soit le doigt indicateur, soit l'extrémité d'une sonde de femme. Une première dilatation a presque toujours suffi. Rarement nous nous sommes trouvé dans la nécessité de renouveler cette petite opération.

Météorisme. — On conçoit sans peine que le météorisme abdominal ait pu se produire dans quelques cas, comme conséquence de l'adhésion des bords opposés de la plaie. Jamais cependant cet accident n'a eu l'importance d'une complication, et cela par une raison bien simple : c'est que jamais nous n'avons laissé persister plus de vingt-quatre à quarante-huit heures la cause matérielle, mécanique, de la rétention des gaz. Si parfois, malgré le rétablissement de la perméabilité du conduit, il a pu rester encore un peu de météorisme, il nous a toujours suffi d'un purgatif pour faire disparaître ce phénomène accidentel.

Défécation. — Pendant les deux ou trois premiers jours qui suivent l'opération, la défécation est souvent difficile, douloureuse ; quelquefois même elle n'a pas lieu. Dans ce dernier cas, la rétention des matières fécales contribue, avec la rétention des gaz, à augmenter le météorisme; mais nous avons déjà dit que, pour mettre fin à ces accidents, il nous avait toujours suffi soit de l'introductiou du doigt à travers l'anus, soit d'un purgatif doux. Jamais nous n'avons vu les accidents dont il s'agit résister à l'emploi de ces moyens, et devenir une cause de difficultés ou d'inquiétudes dans le traitement des suites de l'opération.

Au bout de quelques jours, les selles redevenaient faciles et régulières, et la défécation se rétablissait comme dans l'état normal. Tout au plus arrivait-il, dans quelques cas, qu'un peu de sang se mêlât aux matières évacuées.

Rétrécissement anal. — La cicatrisation de la plaie circulaire produite par l'écrasement a pu, dans quelques cas, diminuer la souplesse et la dilatabilité naturelles des parois de la cavité anale, de manière à donner aux malades l'idée d'un rétrécissement de l'orifice qui termine cette cavité; mais il faut ajouter que si, chez certains sujets, l'anus semblait revenu sur lui-même et diminué dans son calibre, ce n'était là qu'un état passager qu'il était facile de combattre et de vaincre par la simple dilatation à l'aide des doigts. S'il y avait eu rétrécissement réel, cette simple manœuvre eût-elle suffi, dans tous les cas, pour rendre au sphincter son état normal? C'est ce dont il est permis de douter.

Terminaison. — La guérison a eu lieu dans les 47 cas dont nous avons présenté le tableau; elle a exigé en moyenne, pour être complète, de quinze jours à un mois. Dans 1 cas seulement, il a fallu deux mois pour que le rétablissement fût parfait; mais, d'une autre part, 15 de nos opérés ont pu sortir à pied de l'hôpital, et en bonne voie de guérison avant la fin du seizième jour. 3 d'entre eux sont partis le huitième et 4 le dixième jour. Voici d'ailleurs le tableau exact de l'époque du rétablissement de nos opérés :

Du 8e au 10e jour,	7	guéris.
Du 10e au 15e —	8	—
Du 15e au 20e —	4	—
Du 20e au 25e —	7	—
Du 25e au 30e —	18	—
Du 30e au 60e —	3	—
	47	

Nous avons dû, pour la fidélité rigoureuse de la statistique, déduire la moyenne de durée du traitement de la totalité des journées passées à l'hôpital. Mais on se ferait la plus fausse idée de la durée de la cure en prenant le résultat brut et inexpliqué que donnent les chiffres ci-dessus. Nous devons donc entrer, à cet égard, dans quelques éclaircissements indispensables pour la bonne appréciation des faits.

Je dirai donc : 1° que tous les malades, sans exception, peuvent se lever au bout de huit jours, et un certain nombre bien avant cette époque; 2° que tous ceux qui remplissaient encore, tant bien que mal, leurs fonctions professionnelles au moment où ils sont entrés pour se faire opérer, peuvent les reprendre au bout de quinze jours; 3° que chez tous les malades, sans exception, le pansement, qui a consisté, pendant les premières quarante-huit heures, dans l'application d'un bandage en T, ne consiste plus, dès le troisième jour, qu'en quelques soins de propreté et l'emploi de la poudre d'amidon chaque fois que le malade est allé à la selle, ou que l'amidon précédemment projeté est devenu humide.

Maintenant il reste à expliquer pourquoi un certain nombre de nos observations mentionnent un séjour de trois semaines, un mois et plus après l'opération. J'ai à faire remarquer, à cet égard, que tous ceux des malades qui sont anémiés au moment de l'opération sont généralement des individus profondément découragés, ayant presque perdu la tradition du travail par les longues et fréquentes interruptions qu'ils ont été obligés d'apporter à leurs occupations habituelles.

J'avoue que, comme je ne fais pas de la clinique pour faire de la statistique, mais que je dresse ma statistique après une clinique inspirée par l'intérêt des malades, je garde volontiers dans mon service mes opérés, et j'attends presque toujours qu'ils m'expriment une volonté expresse de quitter l'hôpital.

Pour un certain nombre d'entre eux, c'est chose véritablement nécessaire, non pas au point de vue des suites locales de l'opération, qui sont d'une remarquable uniformité, mais pour reconstituer le fluide sanguin, ce qui n'est point l'affaire de quelques jours, ainsi que cela est bien connu de tous les praticiens qui ont étudié sérieusement la cachexie hémorrhoïdaire.

D'autre part, au milieu des motifs qui influent sur la prolongation du séjour à l'hôpital de mes opérés, je dois noter les besoins de l'observation, qui exigent que, dans l'étude des effets d'un nouveau mode opératoire, on ait le plus longtemps possible sous les yeux les malades, afin de juger par soi-même de toutes les suites prochaines ou éloignées du traitement qu'on leur a fait subir.

Suites éloignées de l'opération.

Les résultats si heureux et si constamment favorables que nous venons de mentionner n'auraient eu qu'une faible signification, qu'une portée pratique bien insuffisante, s'il nous eût été impossible de constater les suites éloignées de notre méthode de traitement. La promptitude avec laquelle les malades sortaient de nos mains, parfaitement guéris ou en voie de guérison, aurait pu devenir une objection grave à la valeur des résultats que nous annonçons, si nous n'eussions pris la précaution de conserver la trace de nos opérés et de les suivre jusqu'à ce jour, de manière à nous assurer qu'en les considérant comme guéris, nous n'avions point pris nos espérances pour des réalités.

Nous avons revu la plupart de ces malades, ou nous avons eu de leurs nouvelles par les médecins qui les soignent habituellement. Or nos interrogations ont porté sur trois points principaux, savoir : 1° Quel est l'état de la défécation ? 2° Y a-t-il eu reproduction des hémorrhagies ? 3° Quel est l'état actuel de la santé générale ?

Si l'on consulte le tableau que nous avons dressé de l'état ultérieur de nos opérés, voici comment on peut formuler la réponse à la première question :

Dans tous les cas, voire même chez les malades qui avaient présenté quelques troubles de la défécation, cette fonction avait pris un caractère de régularité qu'elle n'avait pas même avant l'opération ; les selles étaient faciles et exemptes de toute sensation douloureuse.

Relativement aux hémorrhagies, le résultat n'est pas moins favorable. Deux malades seulement nous ont parlé d'un retour momentané du flux sanguin ; encore faut-il noter que, chez tous les deux, ce retour n'a eu lieu qu'une seule fois, et que l'un des opérés mène une vie extrêmement active, qui n'a probablement pas été sans influence sur cette réapparition accidentellede l'hémorrhagie anale.

Enfin, sur la troisième question, résultats encore plus satisfaisants peut-être, puisque non-seulement la santé générale s'est maintenue, mais encore que la constitution s'est améliorée, et que des sujets opérés dans un état de cachexie très avancé ont pu, dans l'espace de quelques mois, reprendre leurs forces, leur embonpoint et toutes les apparences de la santé.

EXTRAIT DE LA DISCUSSION QUI A EU LIEU A LA SOCIÉTÉ DE CHIRURGIE DANS LES SÉANCES DES 21 ET 28 JANVIER, ET DES 4, 18 ET 25 FÉVRIER 1857.

Dans la discussion qui s'est produite au sein de la Société de chirurgie sur la méthode de l'écrasement linéaire, tout observateur impartial a été à même de faire deux parts dans cette discussion.

Certaines objections ne paraissent avoir été inspirées que par la jalousie ou la mauvaise foi.

D'autres ont trait à une discussion loyale et véritablement scientifique; celles-là, nous les reproduirons textuellement.

Aux objections de la première classe se rapporte évidemment la prétention de faire remonter à Mayor l'idée de l'écrasement linéaire. Voici dans quels termes nous avons fait justice de cette prétention, et démontré la fausseté des citations invoquées à ce sujet :

M. CHASSAIGNAC : Je vous prie de remarquer, messieurs, que si la question qui s'agite en ce moment a été placée sur le terrain de la chirurgie instrumentale ou des luttes de priorité, ce n'est pas moi qui lui ai donné ce caractère. Je connais votre éloignement pour les discussions de ce genre, qui sont plus industrielles et personnelles que scientifiques.

Toutefois, puisque, par une insistance fatigante et peu habile, on me force à prouver, pièces en main, la fausseté des allégations produites à cette tribune, je vais citer les textes auxquels il a été fait allusion.

Prenons d'abord le serre-nœud de Mayor (fig. 23, pl. II, de

la *Chirurgie simplifiée*); c'est ce petit instrument connu de tous les chirurgiens, et dont les plus simples notions d'histoire de la chirurgie auraient suffi pour montrer l'origine. De quoi se compose-t-il? D'un tube métallique, de petites boules ressemblant à un chapelet, d'un treuil ou tourillon.

Eh bien ! le tube appartient à Fallope, le chapelet à Roderic, et quant au treuil, je ne pense pas qu'on en fasse honneur à l'invention de Mayor.

Voilà pour l'instrument. Voyons la méthode.

Je cite textuellement. Si je procédais par affirmations, sans preuves, je pourrais être accusé de mauvaise foi, surtout s'il s'agissait de dépouiller quelqu'un de ce qui lui appartient.

T. I, p. 468, de la *Chirurgie simplifiée* : « .... Un seul lien, quand il est bien appliqué, peut faire *sphacéler* une énorme tumeur.... L'étranglement par un vigoureux constricteur ne tarde pas à enrayer la circulation dans la tumeur et à lui donner l'aspect, l'odeur, et le froid qui caractérisent la *gangrène.* »

C'est donc bien positivement par *sphacèle*, par *gangrène*, que Mayor fait tomber les parties qu'il embrasse dans son serre-nœud.

Dans tous les cas sans exception, l'écrasement linéaire fait tomber la tumeur sur-le-champ.

T. 1, p. 471 « Ai-je besoin de dire qu'il faut *toujours découvrir* la tumeur avant de l'étrangler? Car on ne la lie *jamais* sur les téguments. »

Et plus bas :

« On fera toujours aux téguments, suivant les règles de l'art, les incisions nécessaires pour pouvoir *disséquer*, isoler et mettre *largement* à nu le corps qu'on veut lier. »

Comment, après des déclarations aussi explicites, peut-on assimiler un procédé qui fait une si large part à l'instrument tranchant, à une méthode qui l'exclut d'une manière positive?

Pour Mayor, l'agent de constriction, c'est un *fil* (soie, argent ou platine); pour l'écrasement linéaire, c'est une *chaîne* à pièces articulées.

De ce que, dans l'un et l'autre cas, on veut exercer une forte constriction, conclure à l'identité des instruments et de la méthode, c'est quelque chose d'aussi étrange que d'assimiler entre eux tous les instruments de la lithotritie, par cela seul qu'ils ont pour objet le broiement d'un calcul.

(T. I, p. 462).... « La plaie ne tarde pas à se déterger, et les téguments qu'on aura eu soin de *disséquer* préalablement.... »

Ainsi, dissection préalable, emploi du bistouri dans le système de Mayor, tandis que dans l'écrasement rien de semblable. Pour exemple, je citerai l'amputation du sein. Je fais passer sous la tumeur, au moyen d'un trocart, une chaîne qui la divise en deux moitiés; chaque moitié est enlevée ensuite avec le seul secours de la chaîne : il n'y a donc intervention du bistouri ni au commencement ni à la fin de l'opération.

Je sectionne toujours sur-le champ et j'attends un fait, un seul où il soit établi que Mayor ait jamais, avec son serre-nœud, opéré la section immédiate.

S'agit-il de l'amputation d'une moitié latérale de la langue, voici ce que dit Mayor, *Chirurgie simplifiée*, tome I, page 492 :

« On commencera par *séparer* la moitié malade au moyen d'un trait de *bistouri*... ».

Tous ceux qui ont bien voulu prendre connaissance de mon livre savent très bien que, dans aucun des procédés que j'ai proposés pour l'amputation, soit partielle, soit totale de la langue, je ne fais absolument aucun usage du bistouri.

Pour les hémorrhoïdes, voici le texte de Mayor : « Après avoir soumis les parties à une facile et forte constriction, elles se sphacèlent en *vingt-quatre ou trente-six heures...* »

Vous comprenez tout ce qu'a de pénible la position du patient, obligé de garder pendant vingt-quatre ou trente-six heures l'instrument de son supplice, et qui, au bout de ce temps, ne se trouve même pas encore débarrassé de sa tumeur.

Dans l'écrasement, au contraire, c'est au bout de neuf, dix

ou douze minutes au plus que la chute du bourrelet hémorrhoïdal le plus volumineux s'accomplit, sans s'accompagner de la moindre trace de sphacèle, ce complément obligé de l'emploi du serre-nœud.

Si nous tenons compte des résultats cliniques, en regard d'un nombre considérable d'observations publiquement recueillies, les procédés de Mayor ne sont pas démontrés cliniquement par une seule observation complète et authentique.

Je me trompe, il en existe une, et c'est un modèle dans le genre de ces exécutions que des hommes connus pour le peu de solidité de leur jugement prennent pour le beau idéal de la chirurgie.

Le fait est rapporté page 454. Il a pour sujet une jeune fille ayant un goître peu volumineux. Incision longitudinale; hémorrhagie épouvantable qui arrête net l'opérateur; lien passé sous la tumeur : un premier, un deuxième, un troisième, et les jours suivants un quatrième. Bref, dit en terminant l'opérateur, je ne réussis qu'après avoir rompu mon fil à plusieurs reprises, et *tourmenté* longtemps ma malade... Je le crois bien.

Voilà ce qu'on a osé présenter comme un exemple d'ablation du goître par l'écrasement linéaire!

— M. Demarquay : En substituant à la chaîne de M. Chassaignac un simple fil métallique ou une ficelle, on emploie un compresseur nouveau qui agit comme la ligature; or M. Demarquay a vu employer la ligature par Récamier et Blandin dans des cas très divers, tels que des tumeurs du rectum, de la langue, du voile du palais, des polypes utérins, des amygdales hypertrophiées. En général, les résultats étaient déplorables. Les malades souffraient horriblement; tantôt ils mouraient rapidement, tantôt ils succombaient plus tard à l'infection putride ou à l'infection purulente.

Depuis quinze mois, au contraire, M. Demarquay a employé ou a vu employer l'écraseur linéaire par ses collègues, par M. Monod en particulier; les résultats ont été très heureux; il a enlevé ainsi deux tumeurs de la langue, des polypes du col utérin, du rectum, etc. Les malades ont guéri, sans accident, de leur opération. Une fois, à la suite d'une amputation du col de l'utérus, un suintement sanguin s'est montré au dixième jour; un tamponnement léger en a fait justice.

M. Demarquay opère plus vite que M. Chassaignac, et il n'a pas eu à s'en repentir; la douleur ne lui a pas paru être très forte en général.

Quand on songe aux dangers extrêmes qui accompagnaient autrefois les opérations pratiquées dans les cavités muqueuses, on apprécie les immenses avantages de la méthode nouvelle.

En résumé, M. Demarquay est émerveillé des résultats de l'écrasement linéaire, et il croit que M. Chassaignac mérite une juste reconnaissance.

On a parlé de l'action de la chaîne. Voici ce qu'on observe : les tissus commencent à se tasser, à se condenser, puis la section commence; elle est très nette, très propre, aussi régulière que celle que le bistouri pratique. S'il y avait un écrasement dans le vrai sens du mot, on devrait, soit immédiatement, soit le lendemain, trouver des détritus, du sphacèle à la surface de la plaie; c'est ce qui ne s'observe pas. Le mot d'*écrasement linéaire* n'est donc pas très exact.

M. Chassaignac a substitué l'écraseur linéaire au fer rouge dans le traitement des hémorrhoïdes à cause des accidents qui ont été observés à la suite de ce dernier moyen : ainsi on a noté des phlegmons, des abcès, des phlébites, des rétrécissements du rectum à la suite de la cautérisation actuelle.

A la vérité, ces suites fâcheuses proviennent souvent de l'emploi trop énergique du fer rouge. M. Demarquay a cautérisé plus de trente fois des tumeurs hémorrhoïdales sans observer le moindre accident; mais voici comment il procède : la tumeur est d'abord soulevée avec un fil et isolée des parties voisines, ensuite le cautère est promené lentement à sa surface. Il se propose, non de détruire complétement les tumeurs, mais de les enflammer, d'y faire coaguler le sang, d'arrêter les hémorrhagies, en un mot de métamorphoser les tumeurs de manière qu'elles deviennent indolentes.

L'innocuité de la cautérisation ainsi pratiquée ne veut pas dire que l'écrasement ne soit pas meilleur.

— M. Broca déclare d'abord qu'après avoir scrupuleusement examiné les textes, il n'a pu trouver aucune ressemblance, même lointaine, entre les idées de Mayor et la méthode de M. Chassaignac. Il désirerait ensuite s'éclairer sur deux points :

1° On a avancé que les plaies faites par l'écraseur étaient moins graves que les plaies faites par l'instrument tranchant, et qu'abstraction faite de l'écoulement sanguin, qui manque dans les premières, elles avaient encore des caractères d'innocuité tout à fait propres. M. Chassaignac a cité 47 cas d'amputation d'hémorrhoïdes; il y a eu 47 guérisons. Ce résultat est très beau, mais il ne serait pas impossible à la cautérisation de fournir une série aussi satisfaisante. En est-il de même pour les autres opérations pratiquées sur d'autres tissus et dans d'autres régions? M. Broca adresse donc une première question : *Toutes choses égales d'ailleurs, les plaies produites par l'écrasement linéaire sont-elles moins graves, guérissent-elles plus vite que la solution de continuité faite par le bistouri?*

2° Le principal avantage de l'écrasement linéaire est de prévenir l'effusion du sang. Mais doit-on y compter d'une manière absolue? M. Broca a enlevé une tumeur du rectum à pédicule très épais; il y a consacré cinquante minutes, afin de se mettre plus sûrement à l'abri de l'hémorrhagie, et cependant il s'est fait après la section un écoulement de sang, modéré, il est vrai. L'instrument employé se composait d'une chaîne rentrant d'un seul côté, et l'on pourrait dire que, faute de la pression alternative de l'instrument de M. Chassaignac, il n'y a pas eu un véritable écrasement.

De là une seconde question : *La méthode de M. Chassaignac, exécutée par lui et avec son écraseur, a-t-elle quelquefois donné lieu à des hémorrhagies?*

— M. Chassaignac, 1° en ce qui concerne l'hémorrhagie, a

vu quelquefois un léger écoulement sanguin survenu une demi-heure ou une heure après l'écrasement, quelquefois même plus tard, jamais passé douze heures. Il ne garantit donc nullement contre les chances de l'hémorrhagie primitive; tout ce qu'il peut dire, c'est que jusqu'à ce jour il n'a jamais observé de pertes de sang inquiétantes; des moyens très simples ont toujours été suffisants. En revanche, jamais il n'a vu se produire l'hémorrhagie après douze heures : l'écoulement sanguin consécutif est donc au moins fort rare, s'il existe. Peut-être le mécanisme de son instrument y est-il pour quelque chose. L'oscillation alternative reproduirait les conditions de la torsion.

2° M. Chassaignac a la conviction que le traumatisme par l'écrasement est beaucoup moins dangereux que celui de l'instrument tranchant. Sur le très grand nombre d'opérations qu'il a pratiquées, il n'a vu qu'un seul cas d'infection purulente. Un malade a succombé aux suites de l'extirpation d'un cancer du rectum, mais le délabrement produit avait été considérable.

Il n'a pas souvenir d'un seul érysipèle, mais il ne veut pas juger d'après les simples impressions générales. Il possède toutes ses observations détaillées, et il les met à la disposition de la Société ou de ceux de ses collègues qui voudraient eux-mêmes en examiner les détails.

Les surfaces traumatiques produites par l'écraseur ont d'ailleurs un cachet tout spécial. Quelles que soient les parties intéressées, la plaie est toujours homogène; elle ne ressemble à aucun tissu connu : ni peau, ni muqueuse, ni plaie ordinaire. Il serait important que des études spéciales fussent faites sur ces surfaces et sur l'état des tissus au niveau de la section. Elles ne diffèrent pas moins par les phénomènes consécutifs qui s'y développent. On ignore encore si l'adhésion primitive y est possible; mais la suppuration y manque presque complétement. Ainsi une plaie peut rester quinze jours à se cicatriser, et cependant rester sèche et sans sécrétion purulente. Après l'opération de la fistule anale par l'écraseur, les surfaces restent molles, rosées, sans suintement quelconque jusqu'à la cicatrisation complète. Pour tout pansement, M. Chassaignac emploie la poudre d'amidon.

Peut-être même la plaie de l'écraseur n'est-elle pas inoculable, si l'on en juge par des opérations de phimosis qui ont été faites sur des individus affectés de chancre, sans que la solution de continuité ait été infectée et sans que la cicatrisation en ait été empêchée.

Quelquefois, à la suite de l'opération des hémorrhoïdes, les lèvres de la plaie paraissent se réunir, et on pourrait craindre un rétrécissement; mais cette adhésion est tout à fait fugace, une simple dilatation avec le doigt suffit pour la faire évanouir.

M. Chassaignac termine en remerciant sincèrement M. Broca de la justice qu'il a rendue à ses travaux.

— M. Forget : Notre collègue nous a dit, sur l'état des plaies par écrasement, des choses très intéressantes et très nouvelles. Cependant quelques points restent encore à élucider. Il est difficile, à la vérité, de savoir exactement ce qui se passe dans les surfaces traumatiques cachées au fond des cavités muqueuses; mais l'étude est bien plus facile sur des parties exposées au regard, comme la mamelle, par exemple. Que se passe-t-il lors de l'amputation d'une tumeur du sein par l'écrasement linéaire? A ce propos, M. Forget remarque que la nouvelle méthode, indépendamment de ce qu'elle sacrifie très largement la peau, fait disparaître tous les avantages qu'on retire de la réunion immédiate, en supprimant complétement ce précieux mode de traitement des plaies. Quels avantages l'écrasement linéaire offre-t-il en compensation?

M. Chassaignac reconnaît qu'à la suite de sa méthode il peut y avoir un écoulement sanguin, ce qui est fort important. M. Forget désirerait, de plus, avoir des renseignements précis sur un malade dont l'histoire lui a été racontée de la manière suivante :

Une personne délicate fut opérée d'hémorrhoïdes par

l'écrasement linéaire. La section terminée, la plaie fournit une palette de sang; un disque d'agaric fut appliqué, et réussit à arrêter l'écoulement. Mais, le troisième jour, une hémorrhagie consécutive était survenue, et une palette de sang s'était encore écoulée. M. Forget, ne s'en rapportant à nul autre plus qu'à l'opérateur lui-même, voudrait être éclairé. Si ces détails étaient exacts, l'écrasement ne rassurerait pas contre l'hémorrhagie. Ayant à opérer prochainement un malade très affaibli par des hémorrhoïdes, M. Forget préférerait peut-être recourir à la cautérisation.

— M. Chassaignac se rappelle fort bien le cas auquel M. Forget fait allusion. Quelques minutes après la fin de l'opération, lors du réveil chloroformique, il y a eu, en effet, deux ou trois ondées de sang rendues par l'anus, mais ce fut tout; la tumeur était profonde et très vasculaire. Quelque temps après, il y eut trois selles sanguinolentes, mais qui tenaient, sans doute, à la rétention du sang primitivement épanché.

Quant à une hémorrhagie consécutive survenue au troisième jour, et ayant amené une syncope, c'est un fait entièrement inexact. Le malade, du reste, était très épuisé, à ce point que M. Louis, qui l'avait visité, l'avait dissuadé de toute opération.

L'hémorrhagie primitive du début a, du reste, été tout à fait insignifiante et sans danger. L'opéré est aujourd'hui dans de bonnes conditions de santé.

L'amputation du sein, ajoute M. Chassaignac en terminant, n'est pas une application heureuse de l'écrasement linéaire; il faut revenir, au moins dans la généralité des cas, à l'extirpation par le bistouri.

Voici maintenant les objections adressées par M. Lenoir à la méthode de l'écrasement linéaire appliqué au traitement des hémorrhoïdes, etc., suivies chacune des réponses qu'elles comportent.

1° Au lieu d'appeler le procédé opératoire méthode de

l'écrasement linéaire, on aurait dû lui donner le nom de *ligature extemporanée.*

Cette dénomination est un véritable contre-sens, appliquée au procédé opératoire que j'ai adopté. Que signifie la dénomination de ligature extemporanée? Que c'est une ligature faite sur-le-champ. Or, à l'exception des ligatures à constriction lente et progressive, toutes les ligatures sont extemporanées. En employant cette dénomination, on n'eût donné qu'une idée tout à fait fausse de la méthode nouvelle.

2° Le nombre des opérations faites, et qui s'élève, pour un espace de vingt-trois mois, au chiffre de 21 opérations, nous paraît extraordinaire eu égard à ce que nous avons observé par nous-même et à la pratique des hommes qui ont été placés à la tête de la chirurgie. Il serait donc probable qu'une partie de ces opérations a été faite sans qu'il y eût une nécessité bien évidente.

La réponse à cette objection se trouve dans la lecture même des observations que renferme ce travail.

A l'exception des premiers faits, dans lesquels, par des motifs de prudence faciles à comprendre, l'application de la méthode a eu lieu pour des cas légers, les indications d'opérer sont parfaitement démontrées dans toutes les autres observations, et notamment dans les 47 cas que renferme ce travail.

3° La méthode opératoire expose au rétrécissement de l'anus, et dans trois cas, sur les 21 que renferme le traité de l'écrasement linéaire, cet accident a été noté. (Voyez observations 3, 12 et 13.)

Nous ferons d'abord remarquer qu'il y a erreur quant à l'observation 3, car elle a pour sujet un homme nommé Bouillon (Joseph), et il n'est nullement question de rétrécissement dans son observation. C'est probablement à l'observation 9 que l'objection fait allusion. Or, il est dit dans cette observation qu'il ne s'agissait point d'un cas d'hémorrhoïdes simples, mais d'une tumeur hémorrhoïdale compliquée de chute du rectum. Et, de plus, si à la date du 16 octobre il est fait mention de cette circonstance que le doigt ne peut franchir que difficilement l'anus, arrêté qu'il est par l'anneau cicatriciel qui circonscrit cet orifice, il est dit expressément dans l'observation, et quelques lignes plus bas, que les mèches sont devenues inutiles, que la défécation redevient complétement normale, et que la malade sort parfaitement guérie dans le courant de janvier 1855. Je laisse au lecteur à se prononcer sur la valeur d'une argumentation dans laquelle on présente les observations d'une manière aussi incomplète et aussi fausse.

Quant à l'observation 12, on a évidemment confondu avec un rétrécissement durable ce rétrécissement primitif produit par l'adhésion temporaire d'une partie de la plaie, rétrécissement qui se détruit toujours par la simple introduction du doigt.

Dans l'observation 13, il est dit qu'au moment de la sortie de la malade la constriction anale diminuait tous les jours. Pour trouver dans l'acte même de la disparition du rétrécissement un argument en faveur de la persistance de celui-ci, il faut vraiment une disposition d'esprit qui n'est pas facile à comprendre.

Enfin on cite un quatrième malade, mais sans désignation aucune, et sans donner la preuve que ce malade ait été opéré par nous.

4° Des maladies de toute sorte peuvent être la conséquence de l'extirpation complète des tumeurs hémorrhoïdales. L'écrasement linéaire ne permet pas de laisser subsister une ou deux tumeurs pour entretenir un écoulement de sang salutaire après l'ablation de la masse principale.

Cet argument porte complétement à faux en ce qui touche l'impossibilité pour l'écrasement linéaire de pratiquer l'ablation partielle des tumeurs hémorrhoïdales. Il est peu de méthodes, au contraire, qui se prêtent mieux à ces ablations partielles, puisque l'instrument, agissant à la manière d'une ligature, permet de ne pédiculiser, pour l'extraire, que la portion de tumeur qu'on voudrait enlever.

Quant à la question du danger qui peut résulter de l'ablation des tumeurs hémorrhoïdales, c'est un point qui ne pouvait être décidé que par une série nombreuse d'observations complètes, ou du moins d'observations dont les sujets auraient été suivis pendant un temps assez long pour mettre l'observateur à même de juger des effets de cette suppression, d'après des observations rigoureuses, et non d'après les banalités renfermées à ce sujet dans les livres de pathologie. Le tableau annexé à ce mémoire contient des documents parfaitement exacts sur plus de trente malades revus à des époques diverses depuis l'opération, trois ans, deux ans, dix-huit mois, quinze mois, etc.; et par un concours de circonstances bien remarquable, et qui nous paraît tout à fait concluant, car il était à présumer que sur un pareil nombre de sujets quelque maladie intercurrente pouvait survenir, alors même qu'elle eût été tout à fait étrangère à l'influence de la suppression hémorrhoïdale, il n'est pas un seul de ces opérés qui ait éprouvé le moindre trouble dans sa santé. Tous, au contraire, n'ont eu qu'à se louer du résultat et des suites de l'opération.

On peut donc dire dès à présent et d'une manière formelle, ce que j'étais loin de soutenir avant de posséder un nombre suffisant d'observations, que la doctrine existante sur le danger de supprimer chirurgicalement les tumeurs hémorrhoïdales consacre tout simplement une erreur rendue respectable, si l'on veut, par l'autorité des noms qui l'ont successivement acceptée dans la série des temps, mais qui n'en est pas moins une erreur, et doit être aujourd'hui renversée dans l'opinion de ceux qui placent les faits au-dessus de l'autorité.

Comment cette erreur a-t-elle pu s'enraciner dans une foule de bons esprits? Cela doit être attribué, d'une part, aux nombreux abus de raisonnement qui ont régné dans la science sur la question des exutoires, et, d'un autre côté, à une circonstance à laquelle on n'a pas pris garde, et que j'ai déjà signalée, à savoir : que bien des fois on a pris l'effet pour la cause, et qu'on a attribué à la suppression du flux hémorrhoïdal des affections diagnostiquées trop tard, et qui avaient produit elles-mêmes cette suppression.

Ainsi donc, très circonspect d'abord et avant la possession des faits nombreux que j'ai observés, je deviens aujourd'hui tout à fait affirmatif sur ce point, et je déclare que la suppression opératoire des tumeurs hémorrhoïdales est absolument inoffensive, et doit être pratiquée toutes les fois que les malades la réclament.

Dans les très rares accidents qui ont pu suivre ce genre d'opération, il a toujours été possible de reconnaître qu'il s'agissait d'une concomitance, et que les accidents dépendaient, non de l'opération en elle-même, mais de tout autre cause, telle qu'une maladie intercurrente ou une faute plus ou moins grave dans l'exécution du procédé. Il est bien évident que, si un individu atteint d'anévrysme interne vient à être opéré d'hémorrhoïdes, ce n'est pas l'opération qui l'empêchera de succomber aux suites de l'affection dont il est atteint. Il est également certain que, si chez un individu opéré de tumeurs hémorrhoïdales, et chez lequel une affection concomitante des voies urinaires entraîne la nécessité d'un cathétérisme dans lequel pourront être produites des ruptures uréthrales suivies d'infiltration urineuse et de toutes les conséquences que peut entraîner cet accident, on ne saurait, sans injustice, mettre à la charge de l'opération hémorrhoïdaire ce qui tient à une tout autre cause.

S'il est un point de mon travail qui me parût irréprochable, c'est celui qui se rattache à mes résultats statistiques. Vous allez en juger.

Pour ne laisser de côté aucun des faits sur lesquels mes travaux avaient été basés, je réalise ce que le plus rigoureux statisticien n'a peut-être jamais fait : je publie intégralement 47 observations, dont quelques-unes sont très longues. Mais, longues ou courtes, je les publie toutes. Celles qu'on ne trouve pas dans mon livre sont dans le travail actuel, celles qui ne se trouvent pas dans le travail actuel sont dans mon livre. Pourriez-vous me dire ce qu'en matière de statistique on peut reprocher à un homme qui met toutes ses observations, sans en excepter une seule, sous les yeux du public ou dans les mains de ses contradicteurs, de ses adversaires et de ses ennemis? En admettant que je commette une erreur quelconque dans ma manière de commenter ou de grouper les faits, est-ce que je ne donne pas, par leur publication intégrale, le moyen de rectifier sur-le-champ mon erreur? Se fermer volontairement toute porte échappatoire, fournir contre soi-même toutes les armes nécessaires en cas d'abus, n'est-ce donc pas là le cachet de la bonne foi scientifique la plus complète? Disons maintenant ce qui m'a été reproché, et mettons le lecteur à même de juger la question.

J'avance que du 1er janvier 1855 au 15 janvier 1857 (deux ans) j'ai opéré 47 malades sans en perdre un seul. Pour prouver mon assertion, je prends dans mon *Traité de l'écrasement linéaire* toutes celles des observations qui se rapportent à des sujets opérés depuis le 1er janvier 1855, et ce sont ces observations qui complètent mon nombre de 47. Savez-vous ce qu'on me reproche? C'est de m'être fait cet emprunt à moi-même, c'est d'avoir reproduit dans mon travail actuel des observations déjà publiées. Le fait d'avoir été publiées m'enlèverait donc le droit de propriété sur ces observations, et m'en interdirait l'usage!

J'avoue franchement qu'un pareil reproche de la part d'un homme raisonnable me paraît tout à fait inintelligible, et c'est ainsi qu'il a été qualifié par tous ceux qui connaissent la question.

— M. Deguise n'est pas complétement rassuré sur ce que pourront devenir les opérés; car il ne croit pas que l'on puisse, chez tout le monde, supprimer impunément le flux hémorrhoïdal; il craint que, plus tard, il n'en résulte des accidents. A ce sujet, il rapporte qu'il a soigné pendant dix-huit mois, par tous les moyens possibles, une dame affectée d'ophthalmie granuleuse sans aucun succès. Enfin, ayant appris que sa malade avait eu des hémorrhoïdes qu'on avait liées sept ou huit mois auparavant, il lui fit employer des suppositoires de beurre de cacao et d'émétique; les hémorrhoïdes reparurent, et bientôt après l'ophthalmie était guérie. Pour éclairer cette question, il faut suivre longtemps les malades.

— M. Chassaignac répond que, pour savoir s'il y aura des accidents par suite de la suppression des hémorrhoïdes, il faudra du temps; cependant il fait observer qu'une partie de ses malades est guérie déjà depuis deux ans, et qu'il avait choisi des cas extrêmes, dans lesquels les hémorrhoïdes existaient depuis longues années. Il compte d'ailleurs poursuivre ses observations.

— M. Michon rappelle que jusqu'ici les chirurgiens n'opéraient les hémorrhoïdes que dans des conditions particulières, lorsque l'opération était indiquée par quelques complications, et que les idées médicales restreignaient encore le nombre des opérations en présentant les hémorrhoïdes comme un bienfait de la nature. Aussi les cas d'opérations étaient-ils très rares, et M. Lenoir a pu s'étonner du nombre d'observations rapportées par M. Chassaignac; mais ce nombre s'explique par la grande quantité de malades qu'il a vus, et surtout parce que le diagnostic et le pronostic de la maladie ont changé.

De même que M. Lenoir, M. Michon n'attaque les hémorrhoïdes qu'autant qu'elles deviennent dangereuses par les accidents qu'elles provoquent; ainsi, lorsqu'elles produisent l'épuisement, il faut les détruire, et bientôt on voit le malade revenir à la santé. Sans doute, M. Chassaignac a opéré des malades dans de semblables conditions; mais il a dû aussi enlever des hémorrhoïdes que d'autres chirurgiens auraient respectées.

Quant aux accidents qui peuvent suivre la suppression des hémorrhoïdes, ils peuvent arriver tardivement. Les maladies du foie, par exemple, peuvent se déclarer longtemps après la suppression dont elles sont l'effet. En terminant, M. Michon insiste sur la nécessité de distinguer les hémorrhoïdes dangereuses, celles qui sont supportables, et celles qui sont nécessaires à la santé.

— M. Boinet pense qu'on ne doit juger les effets de l'opération qu'au bout d'un certain temps. Il connaît une dame opérée par M. Chassaignac, qui a beaucoup souffert pendant les premières semaines, et qui, maintenant, se porte complétement bien.

— M. Laborie s'explique le nombre comparativement considérable des opérations de M. Chassaignac, parce que les autres chirurgiens refusent, en général, d'enlever les hémorrhoïdes.

Aujourd'hui M. Chassaignac apporte un procédé dont les résultats sont superbes et doivent faire admettre l'opération dans des cas où les dangers inhérents aux autres méthodes l'eussent fait rejeter. Quant au danger de la suppression des hémorrhoïdes, M. Laborie ne connaît pas d'accidents qui en dépendent évidemment. Dans le cas cité par M. Deguise, il pense que la guérison a été due, non pas à la réapparition des hémorrhoïdes, mais à la révulsion opérée par le suppositoire stibié. En résumé, il croit que les personnes hémorrhoïdaires se portent bien, malgré et non pas à cause de leurs hémorrhoïdes.

— M. Deguise répond à l'observation de M. Laborie que, chez sa malade, on avait employé sans résultat presque tous les moyens révulsifs, et que, d'ailleurs, la guérison n'a pas été la suite de l'irritation causée par les suppositoires, car elle n'a eu lieu qu'après la réapparition des hémorrhoïdes.

— M. Demarquay pratique la cautérisation superficielle des bourrelets hémorrhoïdaux de façon à produire une inflammation qui obstrue les vaisseaux plutôt que de réduire les tumeurs en eschares. Plusieurs fois des malades qu'il avait opérés lorsqu'ils étaient déjà épuisés sont revenus le voir, jouissant d'une santé parfaite.

— M. Marjolin pose quelques contre-indications à la cure des hémorrhoïdes. Il faut, suivant lui, les respecter chez les gens à tempérament apoplectique. Les hémorrhoïdes qui amènent des accidents, qui produisent l'épuisement, doivent être opérées ; mais, dans ce cas encore, si on les supprime trop brusquement, il en résultera des congestions.

— M. CHASSAIGNAC. Messieurs, j'avais dit, devant la Société de chirurgie, que des 47 malades opérés de tumeurs hémorrhoïdales, depuis le 1er janviér 1855 jusqu'au 15 janvier 1857, je n'en avais pas perdu un seul.

Je place sous vos yeux, en exemplaires multiples et imprimés, les 47 observations.

Toutes celles qui sont antérieures à 1855 sont rapportées *in extenso* dans mon *Traité de l'écrasement linéaire.*

Des diverses pièces du débat, il n'en est donc pas une seule qui ne soit soumise à un contrôle public.

Ces observations, messieurs, n'émanent directement de moi qu'en partie. Signées des noms de jeunes internes des hôpitaux aussi recommandables par leur instruction que par leur caractère, elles ont à mes yeux un cachet d'authenticité et de bonne foi qui les met à l'abri du soupçon.

Voici les noms des internes qui ont recueilli les observations dont la réalité a été contestée. Ce sont MM. Parisot, André, Luys, Nélaton (Eugène), Alfred Fournier, Charnal, Garreau, Jaccoud, Heurtaux, Ball, Brongniart, Labbé, témoin, de Saint-Germain.

Tous ces jeunes gens vous sont connus. Je ne sache, pour ma part, personne qui porte ou qui ait jamais porté le titre d'interne des hôpitaux avec plus d'honneur et d'indépendance.

Parmi un certain nombre d'observations de tumeurs hémorrhoïdales enlevées à l'aide de l'écrasement linéaire par des chirurgiens français ou étrangers, nous citerons les deux suivantes :

Ablation de tumeurs hémorrhoïdales au moyen de l'écraseur, par A.-T.-H. Waters, esq., du Dispensaire du Nord, professeur d'anatomie et de physiologie à l'École de médecine de l'Infirmerie royale de Liverpool.

Dans un des derniers numéros du *Medical Times and Gazette*, vous avez consigné un article de M. Spencer Wells sur l'emploi de l'instrument nommé *écraseur*. Ayant eu l'occasion récente de me servir de cet instrument, je désire publier les résultats des opérations que j'ai pratiquées; ces opérations remontent seulement à quelques semaines.

Un homme souffrant de tumeurs hémorrhoïdales internes volumineuses vint réclamer mes soins; ces tumeurs formaient un bourrelet circulaire à la marge de l'anus, et s'étendaient à l'intestin. Le patient perdait de temps à autre une certaine quantité de sang; cette perte l'avait beaucoup affaibli.

Après avoir administré le chloroforme et saisi la masse hémorrhoïdale, j'appliquai la chaîne de l'*écraseur*, d'abord à une portion de cette masse, ensuite à la seconde portion. En trois minutes et demie l'ablation complète de ces deux portions fut effectuée. Il s'écoula peu de sang pendant l'opération; cet écoulement cessa presque aussitôt, et ne se reproduisit pas. L'opéré s'est rétabli sans aucun symptôme défavorable : il est tout à fait convalescent. L'absence de douleur et d'irritation, après l'opération, m'a surtout paru remarquable.

Une femme, tourmentée d'hémorrhoïdes internes, présentait en même temps un prolapsus de la muqueuse du rectum. Je la plaçai sous l'influence du chloroforme. Le tissu hémorrhoïdal fut détaché par deux applications de l'instrument, après avoir été préalablement saisi et entraîné au dehors. Il ne s'écoula que quelques gouttes de sang. Depuis quelque temps, avant l'opération, cette femme éprouvait une irritation excessive de la vessie, et ressentait le besoin d'uriner quatre à cinq fois par heure; ces efforts de miction étaient accompagnés d'une grande pesanteur au rectum. Après l'opération, quoique je lui eusse recommandé de rester tout à fait en repos, elle essaya plusieurs fois, dans l'espace de quelques heures, d'uriner, et détermina ainsi l'action du rectum. Il s'échappa alors une certaine quantité de sang, mais seulement une petite quantité, et cette faible hémorrhagie s'arrêta bientôt. Le peu de durée et d'importance de l'hémorrhagie qui s'est montrée pendant les efforts de la miction prouve combien la compression exercée sur les vaisseaux par l'instrument avait été puissante. La malade s'est rétablie sans qu'aucun incident fâcheux ait entravé sa guérison ; la douleur fut réellement très faible, et l'irritation de la vessie diminua après l'opération.

Ces deux malades ont été opérés en présence de mes collègues au Dispensaire. L'instrument dont je me suis servi avait été fabriqué par Lüer. Il est composé d'une vis, et la chaîne destinée à diviser les tissus dont on doit opérer l'ablation est graduellement rappelée sur un cylindre autour duquel cette chaîne s'enroule ; deux anneaux opposés l'un à l'autre agissent simultanément; chacun de ces anneaux a environ un tiers de pouce de long, et peut faire faire vingt-six tours, sur le manche que fait tourner la vis. La vis est, je crois, un perfectionnement apporté à l'instrument, et remplace avantageusement la crémaillère ou l'aileron qu'on remarque sur quelques-uns de ces instruments. A l'aide de cette disposition, les tumeurs peuvent être enlevées plus graduellement, et sans qu'il soit nécessaire de recourir soudainement à la chaîne. Le nom d'*écraseur*, qu'on a donné à cet instrument, nous paraît moins applicable que celui d'*étrangleur*, qui lui conviendrait mieux. L'instrument fabriqué par Lüer est plus dispendieux que celui qu'on doit à Charrière, et qui est établi sur le même principe ; mais, après examen, il serait pour la pratique difficile d'accorder une préférence à l'un sur l'autre.

Avant d'entreprendre les opérations que je viens de rapporter, j'ai essayé d'amputer la cuisse d'un lapin avec l'instrument nouveau : il n'y eut pas d'hémorrhagie ; les muscles furent nettement divisés ; mais la peau molle fut entraînée dans l'intérieur du cylindre par la chaîne. Il y a donc chance d'entraîner ainsi les membranes muqueuses molles également, lorsque cet instrument agit sur elles ; mais cela ne peut être que pour un court moment.

Ayant usé du chloroforme dans ces deux circonstances, il m'est impossible de dire quelle est la somme de douleur que doit éprouver le patient sous l'action de l'instrument; mais, autant que j'en puis juger, elle ne doit pas être plus vive que celle déterminée par l'emploi des ligatures ou des instruments tranchants dans les mêmes circonstances, c'est-à-dire quand il s'agit d'opérer l'ablation de tumeurs hémorrhoïdales ou de tumeurs placées ailleurs. Mais quant aux applications qui en ont été faites en certaines circonstances par l'inventeur, je fais mes réserves et conserve encore des doutes.

Comme complément de ces indications, nous croyons devoir placer sous les yeux du lecteur le spécimen iconographique du procédé opératoire que nous suivons pour l'extirpation des tumeurs hémorrhoïdales.

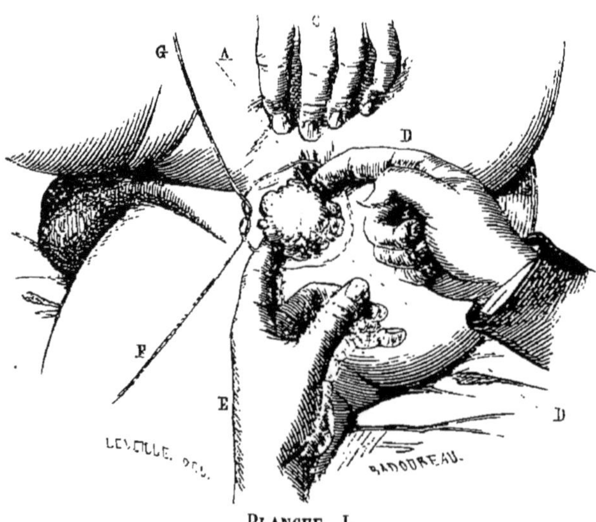

PLANCHE I.

La planche I représente le procédé opératoire pour l'ablation d'une tumeur hémorrhoïdale latérale. Le malade est couché sur le côté droit, la cuisse gauche fortement fléchie sur le bassin, la cuisse droite dans l'extension. — D indique la tumeur hémorrhoïdale. — A, le doigt indicateur droit de l'opérateur, doigt introduit dans la cavité du rectum pour ramener vers l'extérieur de l'anus la tumeur hémorrhoïdale. — E, le doigt indicateur gauche de l'opérateur. Ce doigt est glissé sous la tumeur, afin que l'anse de fil F G, serrée par un aide, arrive sur le collet de l'hémorrhoïde. — C, représente la main d'un aide relevant la fesse gauche du malade pour faciliter la manœuvre.

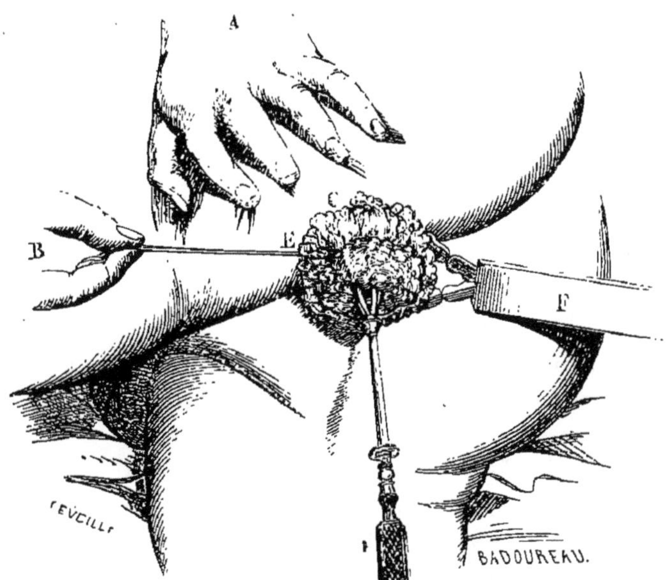

PLANCHE II.

La planche II représente le procédé opératoire pour l'amputation d'un bourrelet hémorrhoïdal complétement annulaire par la méthode de l'écrasement. — La lettre C indique la tumeur hémorrhoïdale. — D, l'érigne multiple divergente, implantée au centre de la tumeur et la ramenant au dehors. — E, indique la ligature préalable employée dans le but de pédiculiser la tumeur. — B, indique celle des mains de l'aide qui tient les deux chefs de la ligature préalable. — A, la main gauche du même aide, main qui relève la fesse gauche du malade pour mettre la tumeur en évidence. — F, l'écraseur, dont on voit la chaîne engagée sur le pédicule de la tumeur hémorrhoïdale.

NOTE ADDITIONNELLE.

Le mémoire de Mayor est tellement le contre-pied de l'écrasement linéaire qu'il est presque tout entier consacré à exalter les opérations qui sont le plus contestées ou le plus contestables dans la méthode de l'écrasement. Ce sont ces opérations, dans lesquelles on dissèque à moitié ou aux trois quarts une tumeur, dont on enlève ensuite la base au moyen d'une ligature.

Dans l'une des imitations qui ont été faites de l'écrasement linéaire, on a essayé de substituer à la chaîne un fil continu métallique ou autre. Les résultats obtenus par ce système ont été déplorables, et un abandon général a frappé des essais aussi mal conçus que mal exécutés. L'écraseur à chaîne métallique est seul employé aujourd'hui par les chirurgiens intelligents.

Le plus simple raisonnement suffirait pour faire comprendre qu'un fil continu ne saurait réaliser ce que donne une chaîne à pièces articulées. La chaîne, quelque volumineuse qu'elle soit, rentre toujours sans difficultés et sans efforts dans la gaîne de l'instrument, tandis que le fil métallique, dès qu'il prend un certain volume, a de la raideur, et n'entre qu'avec beaucoup de peine dans l'intérieur de la gaîne. Une grande portion de la force employée est neutralisée en pure perte et ne concourt en rien à la section des tissus.

De plus, quand le fil a servi une fois il doit être renouvelé. Ensuite la force du fil ne peut pas être essayée, celle de la chaîne doit toujours l'être avant l'application sur le vivant; il résulte de là qu'on ne peut jamais répondre que le fil ne cassera pas, on peut toujours, au contraire, répondre de la résistance de la chaîne.

Il est donc faux de dire que ce qu'on fait avec la chaîne on peut le faire avec le fil, sans compter que ce dernier manque complétement d'une des plus précieuses qualités du mécanisme de la chaîne, de celle qui met le mieux à l'abri des hémorrhagies, je veux parler de ce mouvement alternatif ou oscillatoire qui mâche les tissus avant de les sectionner.

Je crois avoir acquis à la chirurgie une méthode qui met définitivement à l'abri des deux plus redoutables dangers des opérations chirurgicales, à savoir : 1° l'hémorrhagie; 2° l'infection purulente. Maintenant, que cette préservation soit absolue en ce sens qu'il n'y a et qu'il n'y aura jamais d'exception à la règle, je n'ai garde de le soutenir, mais que l'immunité soit générale, et très générale, c'est là ce que je déclare être d'une certitude complète.

Dans les expériences que j'ai faites pour déterminer quel est, dans une masse de tissus étreints par l'écraseur, le point qui cède et qui se rompt le premier, j'ai remarqué que le point d'entamure ou de section varie, et qu'il varie suivant le mode de résistance du pédicule embrassé par la chaîne. La résistance est-elle uniforme sur tout le pourtour du pédicule, comme quand ce dernier est constitué par un rouleau de peau, c'est contre l'extrémité de la gaîne que l'entamure a lieu. La résistance est-elle, au contraire, inégale, comme quand un pédicule est composé moitié par la muqueuse, moitié par la peau, alors c'est toujours du côté où se trouve le tissu le moins résistant que commence l'entamure. On peut donc dire que le point de la rupture initiale des tissus sous l'écraseur est subordonné à la répartition de leur résistance sur le pourtour du pédicule embrassé par la chaîne.

Le biseau que j'ai fait faire sur le périmètre intérieur de la chaîne a pour objet d'amoindrir la résistance des tissus en les attaquant par le mécanisme du coin.

La peau est-elle très fine sur le point répondant à la partie moyenne de l'anse formée par la chaîne métallique, tandis qu'elle est épaisse sur le côté du pédicule qui répond à l'extrémité de la gaîne, c'est directement par la chaîne elle-même et non par l'extrémité de la canule que le pédicule s'entamera d'abord. C'est ce qu'on a occasion d'observer dans les cas d'opérations pour hémorrhoïdes latérales.

L'écraseur à fil continu a le très grave inconvénient de ne

pas pouvoir être éprouvé avant l'opération, car pour l'éprouver il faut faire entrer complétement le fil métallique dans la gaîne, or le fil, quand il a effectué cette entrée d'une manière complète, est mis par cela même hors de service.

L'instrument à fil continu je ne l'appelle pas un écraseur, c'est une ligature à anse coupante, et l'instrument est un serre-nœud; s'il est à vis, c'est le serre-nœud de Græfe; s'il est à crémaillère, c'est mon serre-nœud, mais ce n'est point un véritable écraseur.

Il est faux que Mayor ait jamais connu et pratiqué l'écrasement linéaire; il est faux qu'il ait employé la ligature sous une forme plus énergique que ne l'avaient fait ses devanciers; il est également faux qu'il ait imaginé aucun appareil spécial d'écrasement, puisque son serre-nœud n'est autre chose que le plagiat du serre-nœud de Roderic.

FIN.

TABLE DES MATIÈRES.

Introduction.. 1
Indications d'opérer les tumeurs hémorrhoïdales.................. 3
Causes de la répugnance des malades à réclamer l'opération........ 4
De la guérison spontanée des tumeurs hémorrhoïdales............ 5
La suppression opératoire des tumeurs hémorrhoïdales n'entraîne aucun danger pour la santé générale........................ 6
Division des tumeurs hémorrhoïdales........................ 8
Accidents dus aux tumeurs hémorrhoïdales.................... 11
Complications des tumeurs hémorrhoïdales.................... 14
Étude comparative des méthodes thérapeutiques employées contre les tumeurs hémorrhoïdales.............................. 17
Procédé opératoire.. 25
Pédiculisation de la tumeur................................ 27
Écrasement de la tumeur.................................... 28
Conclusions.. 39
Exposé complet de 47 observations.......................... 42
Tableau statistique des 47 observations.................... 115
Analyse des résultats statistiques de l'écrasement linéaire.......... 115
Suites immédiates de l'opération.......................... 119
Suites éloignées de l'opération............................ 126
Résumé de la discussion qui a eu lieu à la Société de chirurgie dans les séances des 21 et 28 janvier, des 4, 18 et 25 février 1857..... 127
Observations de M. Waters.................................. 144
Note additionnelle.. 148

J.-B. BAILLIÈRE,
LIBRAIRE DE L'ACADÉMIE IMPÉRIALE DE MÉDECINE,
Rue Hautefeuille, 19.
A LONDRES, CHEZ H. BAILLIÈRE, 210, REGENT-STREET,
A NEW-YORK, CHEZ H. BAILLIÈRE, 290, BROADWAY;
A MADRID, CHEZ C. BAILLY-BAILLIÈRE, CALLE DEL PRINCIPE, 11.
Novembre 1855.

TRAITÉ
DE
L'ÉCRASEMENT LINÉAIRE
NOUVELLE MÉTHODE
POUR PRÉVENIR L'EFFUSION DU SANG
DANS LES OPÉRATIONS CHIRURGICALES

PAR

M. CHASSAIGNAC
Chirurgien de l'hôpital la Riboisière.

1 vol. in-8 de 560 pages avec 40 figures intercalées dans le texte. 7 fr.

L'idée de diviser les tissus vivants sans effusion de sang est devenue la base d'un travail entièrement neuf, sorti tout entier avec ses principes et ses applications d'une conception dont l'expérience a déjà vérifié la justesse. Tel est l'objet de la nouvelle publication qui paraît aujourd'hui.

La méthode que M. Chassaignac a nommée *Méthode de l'écrasement linéaire* nous paraît appelée à de nombreuses et importantes applications. Les premières qui aient été faites ont déjà donné entre les mains de son auteur des résultats aussi heureux qu'on eût pu le désirer; de telle sorte que, tout près encore de son origine, cette invention a déjà tenu les promesses et réalisé les espérances qui avaient semblé s'attacher à ses premiers pas.

Nous nous bornerons ici à signaler les applications pratiques de l'idée nouvelle que chacun est appelé à contrôler, à étendre et à féconder, suivant ses lumières, son aptitude et sa sagacité.

Pour donner dès aujourd'hui un simple aperçu de la méthode nouvelle et des résultats auxquels elle a déjà conduit, nous placerons ici quelques-unes des planches relatives à des applications déjà faites sur le vivant, et nous indiquerons les diverses affections dans lesquelles cette méthode a été appliquée.

Voici la liste des affections dans lesquelles l'écrasement linéaire a été appliqué avec succès.

1° Cancer de la langue. — 2° Tumeurs hémorrhoïdales. — 3° Chute du rectum. — 4° Polypes du rectum. — 5° Fistule à l'anus. — 6° Cancer du rectum. — 7° Polypes utérins. 8° Cancer du col utérin — 9° Varicocèle. — 10° Sarcocèle. — 11° Phimosis et paraphimosis. — 12° Cancer de la verge. — 13° Polypes naso-pharyngiens. — 14° Tumeurs sous-cutanées, lipomes, cancroïdes, végétations, verrues, esthiomène de la vulve, tumeurs érectiles, nævi materni.

Cette méthode a déjà été mise en pratique avec succès par plusieurs chirurgiens distingués des hôpitaux de Paris, de la Belgique et de l'Allemagne.

Le *Traité de l'écrasement linéaire* renferme 40 planches et 115 observations.

Traitement chirurgical des polypes du rectum.

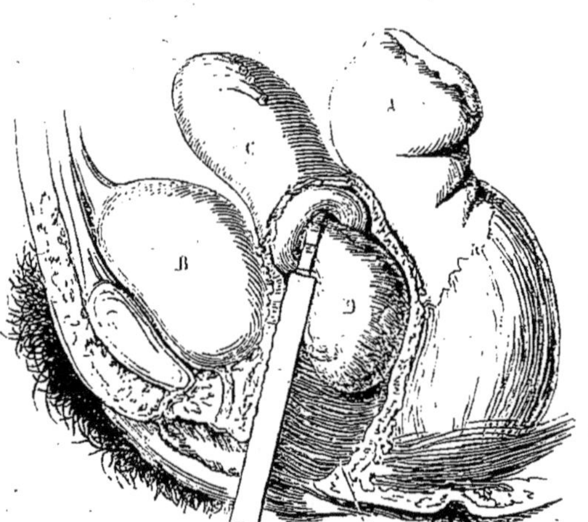

Cette planche représente une coupe du bassin ayant pour objet de faire comprendre l'ablation d'un polype tout entier, contenu dans la cavité du rectum. — B indique la cavité du rectum ouverte sur la ligne médiane; C indique la tumeur; E indique l'écraseur; D montre le lieu dans lequel la chaîne de l'écraseur contourne le pédicule du polype; F indique la coupe des fausses vertèbres du sacrum; A, la moitié latérale droite d'une coupe médiane de la vessie.

Ablation des polypes utérins.

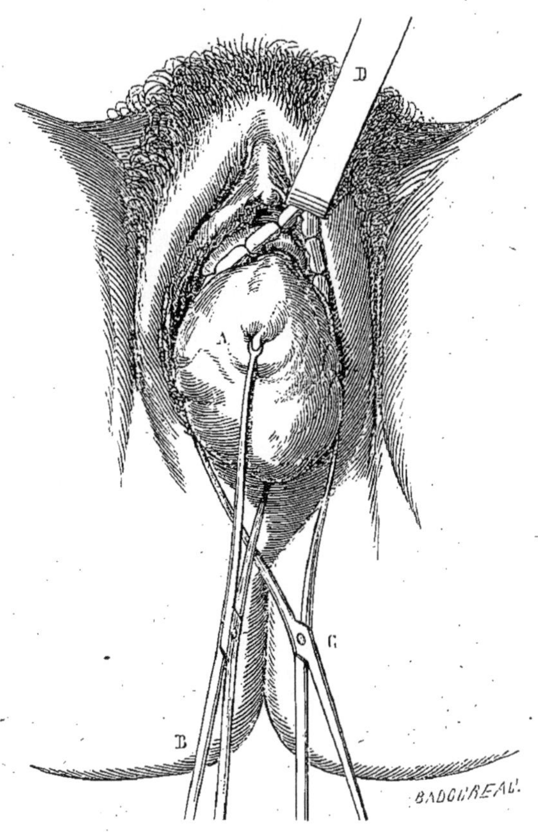

Cette planche représente l'ablation d'un polype fibreux de l'utérus amene jusqu'à la vulve et saisi à son pédicule par la chaîne de l'écraseur. A indique la tumeur; D, l'écraseur en position; B, une pince de Museux implantée sur la tumeur et la saisissant d'avant en arrière; C, une autre pince saisissant la même tumeur dans le sens transversal.

Traitement chirurgical du sarcocèle.

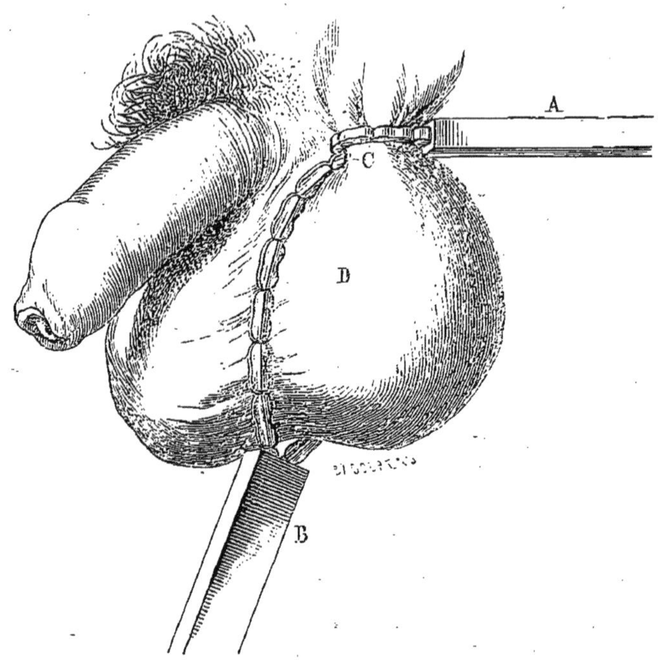

Cette planche représente l'opération telle qu'elle se fait quand on juge à propos d'employer deux écraseurs. — La lettre A indique l'écraseur destiné à sectionner le point dans lequel le cordon testiculaire se rend à la tumeur; B, l'écraseur qui devra opérer la séparation des deux testicules dans le sens vertical; C, le point où la chaîne de l'écraseur vertical pénètre à travers l'épaisseur du scrotum.

OUVRAGES DU MÊME AUTEUR.

ÉTUDES D'ANATOMIE ET DE PATHOLOGIE CHIRURGICALE, thèses présentées aux concours de la Faculté de médecine de Paris. *Paris*, 1851, 2 forts volumes in-8. 14 fr.

LEÇONS SUR L'HYPERTROPHIE DES AMYGDALES, et sur une nouvelle méthode opératoire pour leur ablation, Paris, 1854, in-8 de 120 pages, avec 8 figures intercalées dans le texte. 2 fr.

LEÇONS SUR LA TRACHÉOTOMIE, Paris, 1855, in-8 de 120 pages, avec 8 figures intercalées dans le texte. 2 fr.

Paris. — Imprimerie de L. MARTINET, rue Mignon, 2.

J.-B. BAILLIÈRE et FILS
LIBRAIRES DE L'ACADÉMIE IMPÉRIALE DE MÉDECINE,
Rue Hautefeuille, 19, à Paris;
Londres, Hipp. BAILLIÈRE, 219, Regent-Street;
New-York, Hipp. BAILLIÈRE, libraire, 290, Broadway;
MADRID, C. BAILLY-BAILLIÈRE, CALLE DEL PRINCIPE, N° 11.

Août 1857.

ICONOGRAPHIE
OPHTHALMOLOGIQUE

OU DESCRIPTION, AVEC FIGURES COLORIÉES,

DES MALADIES DE L'ORGANE DE LA VUE

COMPRENANT L'ANATOMIE PATHOLOGIQUE, LA PATHOLOGIE ET LA THÉRAPEUTIQUE MÉDICO-CHIRURGICALES

PAR J. SICHEL

Docteur en médecine et en chirurgie des Facultés de Berlin et de Paris,
Licencié ès lettres de la Faculté de Paris,
Officier de la Légion d'honneur, commandeur et chevalier de plusieurs ordres,
Médecin-oculiste des Maisons impériales d'éducation de la Légion d'honneur, du Bureau de bienfaisance du 11e arrondissement, et de plusieurs Sociétés philanthropiques,
Membre de plusieurs Académies et Sociétés savantes nationales et étrangères.

PROSPECTUS

L'ouvrage que publie aujourd'hui M. le docteur Sichel, sous le titre d'*Iconographie ophthalmologique*, est le résultat de plus de vingt années de pratique et d'observation. Presque entièrement terminé il y a douze ans, s'il paraît seulement aujourd'hui, c'est que l'auteur n'a voulu le publier qu'après avoir rassemblé un assez grand nombre de dessins originaux qui lui permissent de choisir les figures caractéristiques pouvant servir de types, et en même temps s'être assuré les moyens d'arriver, sous le rapport de la bonne exécution et du fini des planches, à un degré de perfection qui n'a pas été atteint par ses prédécesseurs.

L'auteur et l'éditeur ont pensé que par la gravure au burin, procédé parfait et permettant d'exprimer avec précision une infinité de détails importants, ils parviendraient à présenter un ouvrage sans analogue dans la science. Les planches, imprimées en couleur, sont retouchées au pinceau, et, comme moyen d'exécution irréprochable, nous avons eu recours pour les détails plus minutieux, tels que les injections vasculaires si caractéristiques des membranes internes, à l'emploi de planches doubles, l'une de fond, pour la partie principale des figures, l'autre de repère, pour les parties accessoires et plus fines. C'est aidé par d'habiles graveurs, fidèles interprètes des dessins de M. Émile Beau, que nous espérons mettre ce livre à la hauteur de l'état actuel de la science et de l'art.

Sous le rapport des dessins originaux, nous pouvons dire qu'il sera difficile, pour ne pas dire impossible, d'atteindre à un plus haut degré de perfection. Pendant un grand nombre d'années, M. Émile Beau a mis son talent exclusivement à la disposition de l'auteur; il n'a cessé jusqu'à ce jour de peindre pour lui tous les cas remarquables qui se sont présentés à sa clinique ou dans sa pratique particulière, et qui ont paru à M. Sichel dignes d'être offerts comme types. En s'occupant si longtemps de la représentation des maladies oculaires, M. Beau a acquis une rare facilité à saisir et à reproduire la vérité pathologique dans ses nuances les plus délicates. Si l'expression n'était pas trop ambitieuse, nous dirions qu'on peut regarder les figures qui composent cet ouvrage, non-seulement comme la fidèle représentation, mais presque comme l'équivalent de la nature. Partout le modèle a été consciencieusement, servilement copié dans ses formes, ses dimensions, ses teintes. Rien n'est inventé, rien n'est embelli, exagéré ni fait à peu près. Les points, les moindres stries ont été comptés. De cette manière, rien de faux, rien d'imaginaire n'a pu se glisser dans ces reproductions graphiques, qui, par conséquent, peuvent avoir la prétention d'expliquer, d'éclairer et de contrôler non-seulement les descriptions de l'auteur, mais encore celles de tous ceux qui ont traité la même matière.

Le texte, à part une explication sommaire des figures, se compose de deux parties, l'une pratique, l'autre théorique.

La *première partie* est formée par les observations qui servent de description aux dessins. Ces observations remontent, pour la plupart, à dix, quinze et vingt ans : nouvelle garantie pour la valeur des idées, déduites de faits aussi anciens, et que l'expérience, depuis lors, a si fréquemment ramenés sous les yeux de M. Sichel. C'est là une partie essentielle dans laquelle il faudra chercher tous les exemples, tous les préceptes de la thérapeutique, qu'on ne trouvera pas dans la partie théorique Ici, comme dans son enseignement clinique, l'auteur a cru devoir toujours rattacher ces préceptes aux observations particulières dont ils découlent, afin de les présenter comme des conséquences logiques de faits bien avérés, et non comme des théories préconçues.

La *seconde partie* a pour but de relier les observations par une exposition méthodique et concise destinée à unir les planches et leurs descriptions en un tout plus homogène, à les présenter dans un ordre plus logique, à les coordonner en une série systématique et non interrompue, enfin, à en faire en quelque sorte un *Traité clinique des maladies des yeux*, commenté et rendu pratique par une série de figures.

Comme on le voit, le but de l'auteur est en même temps pratique et scientifique : enseigner la partie de l'ophthalmologie qu'on n'apprend pas dans les livres, le diagnostic, base de tout traitement rationnel, auquel on n'arrive qu'en se familiarisant avec les formes et l'aspect des maladies par un examen répété. C'est cet examen qui manque aux jeunes praticiens; car malheureusement la clinique ophthalmologique n'a pas encore trouvé en France une assez large place dans l'enseignement officiel de la médecine. Cette lacune, M. Sichel a cherché à la combler par un long enseignement libre et par la publication de cette Iconographie. Il a voulu qu'un médecin, en comparant les figures et la description, pût reconnaître et guérir la maladie représentée, quand il la rencontrerait dans sa pratique.

L'ordre qui a paru le plus rationnel à l'auteur a été de commencer par l'étude des Ophthalmies et des Cataractes, ces deux parties principales de l'ophthalmologie qui représentent le mieux, l'une la médecine, l'autre la chirurgie, et sur lesquelles il aura le plus souvent à revenir. L'ouvrage sera terminé par deux tables, l'une des matières, l'autre alphabétique.

Il est peu de médecins français ou étrangers qui, venant étudier à Paris, n'aient suivi la clinique ophthalmique de M. le professeur Sichel, où chaque jour se pressent les faits les plus curieux sur les diverses maladies qui peuvent affecter l'organe de la vue. Tous savent avec quel soin et quel scrupule M. Sichel interroge et examine les malades, avec quelle exactitude et quelle sûreté il caractérise le diagnostic et formule le mode de traitement de ces maladies souvent si compliquées.

CONDITIONS DE LA SOUSCRIPTION.

L'*Iconographie ophthalmologique* se composera d'environ vingt livraisons, chacune de vingt-huit pages de texte grand in-4, de quatre planches dessinées d'après nature, gravées, imprimées en couleur et retouchées au pinceau avec le plus grand soin. — Quelques planches représentant les instruments seront seules imprimées en noir.

Les livraisons 1 à 17, 17 bis et 18 sont publiées.

Les autres livraisons paraîtront de six semaines en six semaines.

Prix de la livraison, 7 fr. 50.

TRAITÉ
DES FRACTURES ET DES LUXATIONS

Par M. MALGAIGNE,

Professeur de médecine opératoire à la Faculté de médecine de Paris,
Chirurgien de l'hôpital Saint-Louis, membre de l'Académie impériale de médecine.

OUVRAGE COMPLET. 2 forts vol. in-8, accompagnés d'un atlas de 30 pl. in-folio. — Prix : 33 fr.

Séparément le tome II, 1855, in-8 de 1,100 pages, avec un atlas de 14 pl. et le texte explicatif des deux parties. — Prix : 16 fr. 50 c.

Nous venons offrir au public un ouvrage qui a pour objet de remplir une lacune dans notre littérature chirurgicale. L'Angleterre et l'Allemagne comptent de nos jours plusieurs traités sur les fractures et les luxations, et peut-être y a-t-il lieu de s'étonner que la France soit restée en arrière.

Il y avait cependant urgence, dans une matière aussi importante, à sortir du cadre trop rétréci des traités généraux de pathologie. Des travaux nombreux entrepris dans ces derniers temps ont fait voir combien l'histoire de cette classe de lésions offrait d'erreurs et de lacunes, et il n'est pas besoin d'insister sur ce point.

La réalité, tel est le grand caractère que M. Malgaigne s'est efforcé de donner à cet ouvrage. Au point de vue historique, il a présenté l'ensemble de toutes les doctrines, de toutes les idées, depuis l'origine de l'art jusqu'à nos jours, en recourant aux sources originales. Au point de vue dogmatique, il n'a rien affirmé qui ne fût appuyé par des faits, soit de sa propre expérience, soit de l'expérience des autres. Là où l'observation clinique faisait défaut, il a cherché à y suppléer par des expériences, soit sur le cadavre de l'homme, soit sur les animaux vivants ; mais pardessus tout, il a tenu à jeter sur une foule de questions controversées le jour décisif de l'anatomie pathologique, et c'est là l'objet de son atlas.

Outre les ressources de sa propre collection, M. Malgaigne a mis à contribution les trois grands musées de la capitale, le musée des hôpitaux, le musée Dupuytren, le musée du Val-de-Grâce, enfin les cabinets particuliers. M. Malgaigne a eu à sa disposition plus de richesses que jamais peut-être aucun auteur n'en a possédé.

Le *Traité des fractures et des luxations* forme 2 beaux volumes in-8, enrichis d'un atlas de 30 planches in-folio, dessinées au diagraphe et lithographiées avec le plus grand soin.

TRAITÉ D'ANATOMIE CHIRURGICALE
ET DE CHIRURGIE EXPÉRIMENTALE

PAR J. F. MALGAIGNE.

2ᵉ édition, revue et considérablement augmentée. 2 forts vol. in-8, *Sous presse*.

DES ANOMALIES ARTÉRIELLES
CONSIDÉRÉES DANS LEURS RAPPORTS AVEC LA PATHOLOGIE ET LES OPÉRATIONS CHIRURGICALES,

Par J. DUBRUEIL,

Professeur d'anatomie à la Faculté de médecine de Montpellier, officier de la Légion d'honneur, membre correspondant de l'Académie impériale de médecine, etc.

Un volume in-8 de 480 pages,

Accompagné d'un Atlas in-4 de 17 pl. coloriées. Prix : 20 francs.

TRAITÉ
DE
CHIRURGIE PLASTIQUE

Par le docteur JOBERT (de Lamballe),
Professeur à la Faculté de médecine de Paris, membre de l'Institut de France,
Chirurgien de l'Hôtel-Dieu, chirurgien de Sa Majesté l'Empereur,
Membre de l'Académie de médecine, commandeur de la Légion d'honneur, etc.

2 beaux volumes in-8, avec atlas in-folio de 18 planches dessinées d'après nature, gravées et coloriées avec soin. 50 fr.

M. Jobert expose d'abord aussi brièvement que possible l'histoire de la chirurgie plastique; puis il donne un aperçu sur l'ensemble de l'autoplastie, et éclaire le lecteur sur les méthodes avant de l'occuper des procédés qui découlent de chacune d'elles, et qui doivent varier dans leur application suivant la nature de l'altération, sa forme, son étendue et son siége.

Afin de faire mieux comprendre la haute portée chirurgicale de l'ouvrage de M. Jobert, il suffit d'indiquer les sujets qui y sont traités, savoir : Des cas qui réclament l'autoplastie, des préparations auxquelles il convient de soumettre les parties intéressées dans l'opération. — Des parties qui doivent entrer dans la composition du lambeau et des tissus propres à le former. — Des méthodes autoplastiques. — Application pratique, autoplastie crânienne, faciale, et de l'appareil de la vision. — De la rhinoplastie ou réparation du nez, de la réparation des joues, de la bouche (stomatoplastie). — De la trachéoplastie, de la thoracoplastie. — Autoplastie des membres supérieurs. — Autoplastie du canal intestinal et dans les hernies. —Autoplastie des organes génitaux de l'homme (testicules, fistule urinaire, périnée). — Autoplastie des organes génito-urinaires de la femme, vice de conformation des grandes et petites lèvres, oblitération de la vulve et du vagin. —Autoplastie de l'urèthre et de la vessie chez la femme; fistules vésico-vaginales, chapitre important qui occupe plus de 400 pages.

On trouvera dans l'ouvrage de M. Jobert un grand nombre d'observations à l'appui de ce qu'il avance sur les méthodes et les procédés opératoires, et principalement sur son nouveau procédé pour guérir la grenouillette, sur les difformités par brides, sur les anus contre nature, sur la blépharoplastie, l'ophrioplastie, les fistules uréthrales, les fistules vésico-vaginales, etc. Ces observations offrent, en général, tous les détails désirables. C'est sur elles que l'auteur s'est toujours basé pour détruire un principe mal fondé, ou combattre une erreur accréditée.

Les dix-huit planches du bel atlas qui accompagne cet ouvrage comprennent : pl. 1re, Méthode autoplastique par renversement; pl. 2 et 3, Sourcil de nouvelle formation et réparation de la paupière; pl. 4, Réparation de la joue, autoplastie de la jambe; pl. 5, Thoracoplastie; pl. 6, Anus contre nature guéri par la méthode par renversement; pl. 7, 8 et 9, Fistules uréthrales et scrotales; pl. 10, 11 et 12, Dispositions anatomiques des parties intéressées dans l'opération des fistules vésico-vaginales; pl. 13, Représentation des trois temps du procédé opératoire de la fistule vésico-vaginale; pl. 14, Érythème des parties génitales; pl. 15, 16 et 17, Opérations de fistules vésico-vaginales; pl. 18, Instruments divers.

Les succès obtenus par M. le docteur Jobert dans les diverses et grandes opérations chirurgicales qui réclament l'autoplastie, et particulièrement dans le traitement des fistules vésico-vaginales, donnent à cet ouvrage une très haute importance.

TRAITÉ DES FISTULES

VÉSICO-UTÉRINES, VÉSICO-UTÉRO-VAGINALES, ENTÉRO-VAGINALES ET RECTO-VAGINALES,

PAR LE DOCTEUR **JOBERT (de Lamballe)**.

In-8 de 420 pages, avec figures intercalées dans le texte. — 7 fr. 50 c.

Ouvrage servant de suite au *Traité de chirurgie plastique.*

DE LA SYPHILISATION

ET DE LA CONTAGION DES ACCIDENTS SECONDAIRES DE LA SYPHILIS

COMMUNICATIONS A L'ACADÉMIE DE MÉDECINE

PAR MM. RICORD, BÉGIN, MALGAIGNE, VELPEAU, DEPAUL[1], GIBERT, LAGNEAU, LARREY, MICHEL LÉVY, GERDY, ROUX,

Avec les communications de MM. Auzias-Turenne et C. Spérino, à l'Académie des sciences de Paris et à l'Académie de médecine de Turin.

Paris, 1853, in-8 de 384 pages. — Prix : 5 fr.

EXPOSITION CRITIQUE ET PRATIQUE

DES

NOUVELLES DOCTRINES SUR LA SYPHILIS

SUIVI D'UNE

Étude sur les nouveaux moyens préservatifs des Maladies Vénériennes

Par le docteur P. DIDAY

Ex-Médecin en chef de l'hospice de l'Antiquaille de Lyon.

1857, 1 vol. in-12, de 450 pages. — Prix : 3 fr. 50 c.

TRAITÉ PRATIQUE

DES MALADIES DE L'OREILLE

Par le docteur E. H. TRIQUET

Chirurgien du Dispensaire pour les maladies de l'oreille, ancien interne en médecine et en chirurgie des hôpitaux de Paris, Lauréat, médaille d'argent (1848); médaille d'or (1849). — Membre fondateur de la Société de biologie.

1 vol. in-8, avec figures intercalées dans le texte. — Prix : 7 fr. 50 c.

Le livre que M. Triquet publie est la reproduction des leçons qu'il professe chaque année à l'École pratique de médecine. Ces leçons théoriques reçoivent tous les jours leur sanction à la Clinique de son dispensaire, en présence des élèves et des jeunes médecins qui désirent se familiariser avec l'étude des maladies de l'oreille.

Les faits rapportés dans cet ouvrage ont donc reçu une démonstration suffisante; quelques-uns ont été recueillis pendant son internat dans les hôpitaux de Paris; d'autres lui ont été communiqués; mais c'est surtout dans les dernières années, à sa clinique et dans sa propre pratique, que l'auteur a rassemblé le plus de matériaux, ce qui donne à cet ouvrage un véritable caractère pratique.

TRAITÉ PRATIQUE SUR LES MALADIES

DES ORGANES GÉNITO-URINAIRES,

Par le Dr CIVIALE,

Membre de l'Institut et de l'Académie impériale de médecine.

DEUXIÈME ÉDITION, CORRIGÉE ET AUGMENTÉE.

Paris, 1850, 3 vol. in-8 avec figures. Prix : 24 fr.

Cet ouvrage, le plus pratique et le plus complet sur la matière, est ainsi divisé : Tome I, *Maladies de l'urèthre;* tome II, *Maladies du col de la vessie et de la prostate;* tome III, *Maladies du corps de la vessie.*

TRAITÉ PRATIQUE ET HISTORIQUE

DE LA LITHOTRITIE,

PAR LE DR CIVIALE,

In-8 de 620 pages, avec 7 planches. Prix : 8 francs.

Après trente années de travaux assidus sur une découverte chirurgicale qui a parcouru les principales phases de son développement, l'art de broyer la pierre s'est assez perfectionné pour qu'il soit permis de l'envisager sous le triple point de vue de la doctrine, de l'application et du résultat. On peut même dire, en toute confiance, qu'à son égard la science est faite, ce qui ne signifie pas qu'elle ne puisse encore progresser. Mais, telle qu'elle est aujourd'hui, telle que l'ont établie les observations tirées de la pratique, elle comporte un ensemble de règles sûres, à l'exposition desquelles c'était un devoir pour M. Civiale de transmettre aux jeunes chirurgiens les procédés dont l'expérience lui a démontré l'utilité. Tel est le but de cet important ouvrage, qui se recommande à tous les chirurgiens.

DE L'URÉTHROTOMIE

OU DE QUELQUES PROCÉDÉS PEU USITÉS

de traiter les rétrécissements de l'Urèthre

Par le Docteur CIVIALE.

In-8° avec une planche. Prix : 2 fr. 50 c.

TRAITÉ

DES RÉTRÉCISSEMENTS ORGANIQUES DE L'URÈTHRE.

EMPLOI MÉTHODIQUE DES DILATATEURS MÉCANIQUES

DANS LE TRAITEMENT DE CES MALADIES,

PAR LE DOCTEUR V. PERRÈVE.

Ouvrage placé au premier rang pour le prix d'Argenteuil, sur le rapport d'une Commission de l'Académie impériale de médecine.

In-8 de 340 pages, avec 3 planches et 32 figures dans le texte. 5 fr.

Résultat de nombreuses années de recherches et d'expériences, déjà jugée et appréciée par la commission de l'Académie impériale de médecine, cette méthode a été appliquée avec succès par plusieurs chirurgiens des hôpitaux de Paris : elle a donc reçu la sanction de l'expérience ; et c'est avec confiance que l'auteur soumet son travail à tous les chirurgiens, persuadé qu'ils en tireront un grand avantage pour l'humanité.

INTRODUCTION A L'ÉTUDE DE GUY DE CHAULIAC

Par le docteur P. M. E. CELLARIER,

Chirurgien chef interne à l'hôpital Saint-Éloi.

In-8 de 280 pages. Prix : 3 francs.

Paris, — Imprimerie de L. Martinet, rue Mignon, 2.

www.ingramcontent.com/pod-product-compliance
Ingram Content Group UK Ltd.
Pitfield, Milton Keynes, MK11 3LW, UK
UKHW020253180726
13839UKWH00001B/312

9 782329 161693